*O. Helfer*

MÄNNER DER MEDIZIN

# Männer der Medizin

ILLUSTRIERTE KURZBIOGRAPHIEN

zusammengestellt von

DR. MED. OTTO HELFER,
Ltd. Medizinaldirektor

begründet mit

BERTA KABOTH,
Oberin a. D.

5. Auflage mit 172 Porträts

WALTER DE GRUYTER
BERLIN · NEW YORK 1972

ISBN 3 11 004091 3

Copyright 1972 by Walter de Gruyter & Co., vormals G. J. Göschen'sche Verlagshandlung, J. Guttentag, Verlagsbuchhandlung · Georg Reimer · Karl J. Trübner · Veit & Comp. Berlin 30, Genthiner Straße 13 — Alle Rechte, insbesondere die der Übersetzung in fremde Sprachen, vorbehalten. Kein Teil dieses Buches darf ohne schriftliche Genehmigung des Verlages in irgendeiner Form — durch Photokopie, Mikrofilm oder irgendein anderes Verfahren — reproduziert oder in eine von Maschinen, insbesondere von Datenverarbeitungsmaschinen, verwendbare Sprache übertragen oder übersetzt werden. — Satz und Druck: Walter de Gruyter & Co., Berlin

# Vorwort zur 1. Auflage

Das vorliegende Buch soll während der Ausbildungszeit allen Schwesternschülerinnen, dem Pflegepersonal und auch den Studenten der Medizin einen kurzgefaßten Überblick über die bedeutendsten Ärzte, Chemiker, Physiker und Naturheilkundler vermitteln, die sich um die Entwicklung der Medizin besonders verdient gemacht haben und die jedem, der sich mit dem Studium der Heilkunde befaßt, zu irgendeinem Zeitpunkt mal begegnen. Eine derartige Auswahl, die sich auf die wichtigsten Persönlichkeiten beschränken mußte, wird kaum völlig objektiv sein können, sie wird immer unter bestimmten subjektiven Gesichtspunkten getroffen werden. So soll das Büchlein keinen Anspruch auf Vollständigkeit erheben, wie auch die einzelnen Persönlichkeiten nur in großen Zügen erwähnt werden konnten, um die beabsichtigte Kurzfassung dieser biographischen Zusammenstellung zu gewährleisten. Zum evtl. eingehenderen Studium wird auf die Literaturangaben verwiesen.

Möge dem Leser dieses Buches bewußt werden, was die Männer der Medizin — einer auf den Forschungen des anderen fußend — für gewaltige Leistungen im Kampf gegen die Krankheit und für die Gesundheit der Menschen vollbracht haben und immer noch vollbringen.

Berlin, Sommer 1955

*O. Helfer — B. Kaboth*

## Vorwort zur 4. Auflage

Erneut haben wir verschiedene Anregungen aus den Buchbesprechungen der letzten Jahre aufgegriffen und den Kreis der „Männer der Medizin" um einige Persönlichkeiten erweitert. Im Hinblick auf die heutige Bedeutung der Tropenmedizin haben wir vor allem mehrere bedeutende Tropenmediziner berücksichtigt sowie einige berühmte Chemiker, die auf dem Gebiet der Blut- und Fermentchemie Grundlagenforschung betrieben haben. Auch diese kleine Ergänzung konnte wie die gesamte Zusammenstellung nur unter subjektiven Gesichtspunkten erfolgen. Auf eine beliebige Erweiterung des kleinen Buches muß jedoch verzichtet werden, wenn der Rahmen für den gedachten Zweck nicht gesprengt werden soll. Im vorliegenden Umfang dürfte das Buch auch weiterhin den künftigen und fertig ausgebildeten Medizinalhilfspersonen, den Studenten der Medizin und Ärzten sowie sonstigen interessierten Personen wenigstens eine kurze Orientierung über die großen Forscher und Entdecker und damit über die Entwicklung der Medizin schlechthin ermöglichen.

Der Firma Ciba A. G. Wehr/Baden danken wir erneut für die weiteren uns zur Verfügung gestellten Bilder.

Berlin, Sommer 1967

*O. Helfer — B. Kaboth*

## Vorwort zur 5. Auflage

Seit Erscheinen der 4. Auflage im Jahre 1967 wurden neue Vorschläge oder Anregungen zur Erweiterung der hier aufgeführten bedeutenden Persönlichkeiten in der Medizin nicht unterbreitet. Es bestand auch stets die Absicht, den Umfang des Büchleins zu begrenzen und den Kreis der Personen nicht zu groß werden zu lassen. Daß für den einen oder anderen Leser je nach subjektiver Auffassung diese oder jene Persönlichkeit unberücksichtigt blieb bzw. in den Kreis einbezogen wurde obwohl sie seiner Ansicht nach nicht hätte berücksichtigt werden sollen, wird sich nie vermeiden lassen.

Sollte dennoch eine gravierende Lücke aufgedeckt werden, so sind entsprechende Anregungen willkommen.

In der neuen Auflage wurden im wesentlichen redaktionelle Änderungen und geringfügige Literaturergänzungen vorgenommen.

Es ist zu hoffen, daß das Büchlein auch weiterhin allen in der Ausbildung befindlichen Personen der Medizinalhilfsberufe sowie den Studierenden der Medizin, Ärzten und sonstigen an der Geschichte der Medizin Interessierten eine Hilfe gibt, sich kurz über die Großen in der Medizin einen Überblick zu verschaffen.

Berlin, Herbst 1972

*O. Helfer*

**Äskulap,** griech. **Asklepios,** griechischer Gott der Heilkunde, Sohn des Apollon, ursprünglich ein thessalischer Heilheros, dessen Kult sich durch ganz Griechenland verbreitete. Er wird bereits von Homer erwähnt. 420 v. Chr. in Athen eingeführt, kam er in der Gestalt seines heiligen Tieres, der Schlange, aus Anlaß einer Pest im Jahre 293 v. Chr. nach Rom. Anfangs vor Altären unter freiem Himmel oder in Höhlen verehrt, wurden dem Gott an vielen Orten Griechenlands Tempel errichtet, vor allem in Epidauros. Der Gott verkündete dem Kranken die Heilmittel im Traum, den die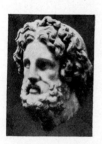
Priester auslegten. Äskulap wird seit dem 5. Jahrhundert v. Chr. auf Reliefs und in Marmorstatuen als ein in den Mantel gehüllter bärtiger Mann, auf den von der heiligen Schlange umzingelten Stab gestützt, dargestellt. Die um einen Stab sich ringelnde Schlange ist auch heute noch das äußere Sinnbild des Arztes.

Als Nachkommen des Äskulap bildeten Ärzte, die in Verbindung mit Priestern bei den Heiligtümern des Gottes Kranke behandelten, ihren Nachwuchs in den Asklepiadenschulen aus, unter denen die Schulen von Rhodos, Kroton, Kyrene und Knidos zu besonderem Ansehen gelangten. Neben der Priesterschaft bildete sich allmählich ein freier Ärztestand aus.

*Literatur:* K. A. Neugebauer: Asklepios (1921); H. E. Sigerist: Große Ärzte (6. Aufl. 1970); Die berühmten Ärzte, Aulis Verlag Deubner & Co., KG.

**Hippokrates,** griechischer Arzt, der um 460 v. Chr. auf der Insel Kos geboren und 377 in Larissa (Thessalien) gestorben sein soll. Wir wissen von Hippokrates nichts, als daß er gelebt hat, ein berühmter Arzt und ärztlicher Lehrer war. Er 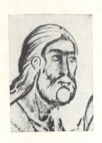 ist der Schöpfer der vom Hippokratismus vertretenen wissenschaftlichen und ärztlichen Auffassungen, die die klassische Zeit der antiken Medizin verkörpern. In der hippokratischen Schriftensammlung (Corpus Hippokraticum), die ihre Wurzeln in den griechischen Asklepiadenschulen hat, sind diese Auffassungen niedergelegt. Sie sind gekennzeichnet durch die natürliche Begründung der Medizin unter Ablehnung alles Krankheits- und Heilzaubers, ohne das Göttliche im biologischen und pathologischen Geschehen und in der Heilung zu leugnen. Es werden bereits ausgezeichnet die Krankheitserscheinungen beschrieben, ebenso herrschen hinsichtlich der Therapie schon sehr vernünftige Anschauungen. So wird die Behandlung des ganzen Menschen bereits erstrebt und für die Erhaltung und Stärkung der natürlichen Körperkräfte eine entsprechende diätetisch Ernährung empfohlen. Auch die Chirurgie zeigt schon eine hohe Ausbildung. Durch den Hippokratismus wird dem Arzt der richtige Weg gewiesen, der wissenschaftliches Denken mit gediegener ärztlicher Erfahrung, guter Beobachtungsgabe, großer ärztlicher Kunst und hohem ärztlich-menschlichem Ethos verbindet. Der Name Hippokrates ist seit je Symbol für den idealen Arzt und der Eid des Hippokrates ist in seinem sachlichen Gehalt noch heute für den Arzt gültig.

*Literatur:* J. Hirschberg: Vorlesungen über hippokratische Heilkunde (1922); M. Pohlenz: Hippokrates und die Begründung der wissenschaftlichen Medizin (1938); P. Diepgen: Hippokrates, 9 (1938); H. E. Sigerist: Große Ärzte (6. Aufl. 1970).

**Galenus** von Pergamon (129 bis etwa 199), neben Hippokrates der bedeutendste Arzt der Antike, war nach der Ausbildung zunächst Gladiatorenarzt in Pergamon und später Arzt der römischen Aristokratie und des Kaisers Marc Aurel. Sehr belesen und schriftstellerisch ungemein fruchtbar (gegen 500 Schriften), hat er das gesamte medizinische Wissen in ein System zusammengefaßt, das länger als ein Jahrtausend die Welt beherrschen sollte. Anatomie und Physiologie bildeten für ihn die Grundlage der Medizin. Galen formulierte die Lehre von der Blutbewegung, die bis Harvey maßgebend blieb. Seine Pathologie beruht auf der hippokratischen Säftelehre. Bei der Diagnose 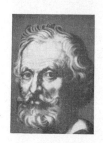 legte er Wert auf die Untersuchung des Pulses und des Harnes und bei der Behandlung bekämpfte er die Krankheitserscheinungen durch ihnen entgegengesetzt wirkende Mittel (später „Allopathie" genannt). Als Hippokratiker zeigte er für Hippokrates höchste Verehrung und griff daher zur Errichtung seines Systems alle theoretischen Ansatzpunkte aus den hippokratischen Schriften auf. Die Vorstellungen der Hippokratiker lebten nun in galenischer Prägung weiter. Neben medizinischen hat er auch mathematische und philosophische Schriften verfaßt. Hochbetagt starb er um das Jahr 199.

*Literatur:* J. Iberg: Aus Galens Praxis, ein Kulturbild aus der römischen Kaiserzeit (1905); P. Diepgen: Geschichte der Medizin, I (1949); H. E. Sigerist: Große Ärzte (6. Aufl. 1970); Die berühmten Ärzte, Aulis Verlag Deubner & Co., KG.

\*

**Avicenna (Ali ibn Sina)** (980—1037). Als Sohn eines hohen Staatsbeamten wurde er in Buchara geboren, genoß eine vorzügliche wissenschaftliche Erziehung und besaß eine außergewöhnliche Begabung. Schon als Jüngling wurde er zu einer erfolgreichen Konsultation an das Krankenbett eines Emirs

gerufen. Später allerdings führte er ein unstetes Wanderleben und wirkte viele Jahre an verschiedenen persischen Höfen als Arzt, Philosoph und Naturforscher. Sein Hauptwerk auf medi-
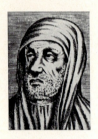
zinischem Gebiet mit dem Titel „Canon medicinae" umfaßt fünf umfangreiche Bücher und erstreckt sich auf die gesamte Heilkunde, es ist straff aufgebaut und nach festen verbindlichen Regeln geschrieben. In diesem für die damalige Zeit überragendem großen Werk haben sowohl Praktiker als auch Theoretiker auf alle Fragen meist auch eine Antwort gefunden, es stellte für die arabische Medizin den Höhepunkt dar. Die geistigen und körperlichen Anstrengungen Avicennas in Verbindung mit seiner Haltlosigkeit „in Baccho et venere" verbrauchten seinen Körper vorzeitig. Im 58. Lebensjahr erlag er auf einem Feldzug einer Kolik.

*Literatur:* F. Wüstenfeld, Geschichte der arabischen Ärzte und Naturforscher, Göttingen 1840; P. Diepgen: Geschichte der Medizin, I (1949); Die berühmten Ärzte, Aulis Verlag Deubner & Co., KG; H. E. Sigerist: Große Ärzte (6. Auflage 1970).

\*

**Konstantin von Afrika** (ca. 1020—1087). In Karthago als Sohn arabischer Eltern geboren, soll er den überwiegenden
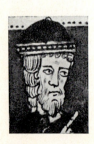
Teil seines Lebens auf Reisen verbracht haben. Medizinisch und philosophisch war er hoch gebildet, außerdem besaß er eine große Sprachbegabung. 1060 kam er nach Salerno, das durch ihn Verbindung mit der arabischen Medizin bekam. Durch seine zahlreichen medizinischen Schriften, von ihm aus dem Arabischen und Griechischen ins Lateinische übersetzt, verhalf er der medizinischen Wissenschaft in Sa-

lerno zu bedeutendem Aufschwung. Allein diese Tatsache genügte, ihn zu einer wichtigen Persönlichkeit für die Medizingeschichte des Mittelalters zu machen. Es ist heute schwer festzustellen, welche Schriften von ihm selber verfaßt oder welche nur von ihm übersetzt wurden. Jedenfalls fanden neben anderen arabischen Werken die Schriften des Hippokrates und Galen Eingang bei den Ärzten des Abendlandes, wodurch die abendländische Medizin, um die es bis dahin recht kümmerlich bestellt war, in ihrer Entwicklung hervorragend gefördert wurde. Hierin liegt die epochale Bedeutung Konstantins. Ein Jahr vor seinem Tode zog er sich in das Kloster Monte Cassino zurück, wo er für den Rest seines Lebens gastliche Aufnahme fand. Hier arbeitete er noch intensiv an den Übersetzungen arabischer Werke, bis er 1087 starb.

*Literatur:* P. Diepgen: Geschichte der Medizin, I (1949). H. E. Sigerist: Große Ärzte (6. Aufl. 1970). Rud. Creutz, der Arzt Constantinus Africanus von Monte-Cassino, Stud. und Mitt. zur Gesch. d. Benediktinerordens, 1929 Bd. 47 u. 1931 Bd. 49. K. Sudhoff, Constantin der Afrikaner und die Medizinschule von Salerno, Arch. für Gesch. der Medizin, 1930, Bd. 23.

\*

**Arnald von Villanova** (etwa 1235—1311) war eine der bemerkenswertesten und zugleich geheimnisvollsten ärztlichen Persönlichkeiten des hohen Mittelalters.

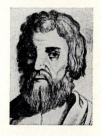

Er stammte aus Katalonien, erhielt seine Bildung in Spanien und Paris und gelangte in Barcelona als Arzt zu hohem Ansehen. Er wurde Berater von geistlichen und weltlichen Fürsten, durchquerte wiederholt das westliche Mittelmeer, war Diplomat, entwarf Gesetze für das Königreich Sizilien und fand bei drei Päpsten Gehör. Für seine freimütige Kritik am kirchlichen Leben mußte er mit Ungnade und Haft büßen. Er war überzeugter Alchimist. Zwei Werke aus seinen qualitativ und quantitativ ungeheuer umfangreichen Arbeiten auf dem Gebiet der Medizin fallen besonders auf, das „Brevarium practicae", ein großes Handbuch der Medizin über das Gesamtgebiet der Heilkunde sowie die „Parabeln der Heilkunst". Beide Bücher vermitteln einen guten Eindruck von der ärztlichen Welt des Mittelalters, die im Rahmen der scholastischen Methode auch energische Vorstöße gegen die Autorität wagten. So war es möglich, daß sogar Galen, der damals die Heilkunde fast völlig beherrschte, und Avicenna in manchen Punkten widersprochen wurde. Arnald von Villanova wurde auch die große Bedeutung des psychischen Faktors in der Krankenbehandlung bewußt, wie sein nachstehender Ausspruch zeigt: „Für den Arzt kommt alles darauf an, daß er in rechter Weise die Leidenschaften der Menschen benutzen kann und ihr Vertrauen zu gewinnen und ihre Einbildungskraft in Bewegung zu setzen versteht, dann kann er alles ausrichten!" Auf einer Reise nach Avignon, wohin ihn der schwererkrankte Papst Clemens V. gerufen hatte, starb er im Alter von 78 Jahren.

*Literatur:* Diepgen: Geschichte der Medizin, I (1949); Die berühmten Ärzte, Aulis Verlag Deubner & Co., KG.

\*

**Vesalius,** Andreas (1514—1564), von deutscher Abstammung aus Wesel, studierte in Paris und Padua, wo er zum Doktor promovierte und einen Tag danach zum Professor der Anatomie und Chirurgie im Alter von 23 Jahren berufen wurde. In seinem Hauptwerk „De corporis humani fabrica" bringt er eine gründliche Revision der Anatomie auf Grund seiner Studien an menschlichen Leichen, nachdem bis zu diesem Zeitpunkt die Anatomie Galens, der die Tieranatomie, besonders die Anatomie der Affen zu Grunde lag, allein Gültigkeit hatte. Als kaiserlicher Leibarzt Karls V., später Phi-

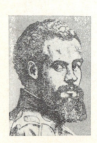

lipps II. geht er in die Praxis. Sein Werk findet teils begeisterte Bewunderung, teils Ablehnung, da Verteidiger für Galen den Neuerer mit Schmähungen überschütten. Schließlich setzt sich sein Werk doch durch. Auf der Rückreise von einer Pilgerfahrt starb er bereits im Alter von 50 Jahren. Vesal hat den Ruhm, das erste vollständige Lehrbuch der menschlichen Anatomie, das die Geschichte kennt, geschrieben zu haben. Er und Paracelsus haben, jeder auf seine Art, durch sachliche Widerlegung die Autorität Galens erschüttert und mit der Erneuerung der Medizin auf der Grundlage naturwissenschaftlicher Beobachtung und Forschung begonnen.

*Literatur:* Archiv für Geschichte der Medizin, Bd. 21 (1929); H. Cushing: A Bio-bibliographie of Andreas Vesalius (N. Y. 1943); H. E. Sigerist: Große Ärzte (6. Afl. 1970); Die berühmten Ärzte, Aulis Verlag Deubner & Co., KG.

*

**Paracelsus,** Theophrast von Hohenheim (1493—1541), Sohn des Arztes Wilhelm Bombast von Hohenheim. Als Zehnjähriger von Einsiedeln nach Villach (Kärnten) umgesiedelt, besuchte er die Bergschule, erlernte die Scheidekunst und nahm das ärztliche Studium in Ferrara auf; dort promovierte er auch. Er latinisierte seinen Namen nach Humanistenart und nannte sich Paracelsus. Nach schweren Kämpfen wegen seiner neuen Ansichten in der Heilkunde — 1526 in Straßburg und 1527 in Basel — führte ihn der Weg über Kolmar, St. Gallen, Amberg, Innsbruck und Meran (1534) weiter über Ulm, Augsburg nach Ungarn und Mähren und schließlich nach Salzburg.

Paracelsus war seinem Wesen nach ein mittelalterlicher Mensch von gottinniger Gläubigkeit. Als Naturforscher und Arzt steht er zwischen Spätmittelalter und beginnender Neuzeit. **Seine** Grundüberzeu-

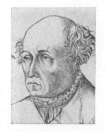

gung ist der Glaube an die wunderbare Selbsthilfe der Natur. Der Arzt habe die heilige Sendung, das „von Gott verliehene Amt" zu fördern, er habe dort einzugreifen und anzufangen, wo die vis vitalis, die Lebenskraft, erlahme. Der tiefste Sinn des ärztlichen Helfers sei die Liebe. Er wird zum Reformator der Medizin, indem er an die Stelle des stofflichen Denkens der von ihm abgelehnten Humoralbiologie und -pathologie des Mittelalters eine chemisch-biologische, dynamische Auffassung des Lebens und der Krankheit setzt. Paracelsus verachtet jeden Autoritätenglauben, vertraut nur der eigenen Erfahrung, ist ein Stürmer und Dränger, der es mit den meisten Menschen verdirbt; ein rastloser Gottsucher, der die Krankheit auch von ihrer metaphysischen Seite erfaßt und damit einen ungeheuer weiten Horizont vor dem Arzte auftut, ohne von seinen Zeitgenossen verstanden zu werden. Es ist ein großes Verdienst von Paracelsus, die Chemie der Therapie dienstbar gemacht zu haben; er bekämpfte erbittert die herkömmliche Arzneimittelbehandlung mit ihren verschiedenen Pflanzengemischen. Er hat eine Anzahl bedeutender Schriften verfaßt. Die Schwierigkeiten, die sich ihm überall entgegenstellten, ließen ihn frühzeitig altern, so daß er bereits am 24. 9. 1541 in Salzburg starb. Auf seinem Grabstein soll zu lesen sein, daß er Aussatz, Gicht und Wassersucht geheilet und den Armen sein Geld gegeben habe.

*Literatur:* Strunz: Theophrastus Paracelsus und die Lehre vom Leben (1930); Spunda: Paracelsus (1925); Will Erich Peukert: Leben, Künste und Meinungen des viel beschrieenen Paracelsus (1928); Gundolf: Paracelsus (1928); Ernst Darmstädter: Arznei und Alchemie, Paracelsusstudien (1931); K. Sudhoff: Paracelsus, ein deutsches Lebensbild aus den Tagen der Renaissance (1936); H. E. Sigerist: Große Ärzte (6. Aufl. 1970); Die berühmten Ärzte, Aulis Verlag Deubner & Co., KG.

\*

**Paré,** Ambroise (1517—1590), berühmtester Chirurg des 16. Jahrhunderts, der die Chirurgie in Frankreich durch eine große Zahl neuer Beobachtungen und Operationsverfahren erneuerte und die Geburtshilfe durch Ärzte einführte. Er trat für eine schonende Behandlung aller Schußwunden ein, die man früher für vergiftet hielt, weshalb sie mit heißem Öl ausgegossen wurden. Sein Hauptverdienst war die systematische Ausbildung der Gefäßunterbindung statt der Glüheisen- und Stypticabehandlung. Daneben verbesserte er die Trepanation, die Amputationen und die Operationen an den Gelenken; auch vereinfachte er die Behandlung der Knochenbrüche und Verrenkungen. Früher wartete man mit den Amputationen bis die Gangrän eingetreten war.

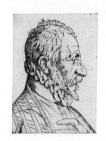

Paré war ein einfacher Mann aus dem Volke, ein Handwerker, wie die meisten Chirurgen damals. Latein hatte er nie gelernt; die Schriften der Alten waren ihm verschlossen. Aber sein großes chirurgisches Talent, durch das er auf vielen Feldzügen schon frühzeitig auffiel, sowie seine hervorragende Beobachtungsgabe gestatteten ihm, die neuen Erkenntnisse zu gewinnen. Schriftstellerisch trat er oft hervor; so hat er 1545 eine seiner bekanntesten Schriften „Über die Behandlung der Schußwunden" verfaßt. Paré steht an der Schwelle der neueren Chirurgie. Es ist in erster Linie seinem Wirken zuzuschreiben, daß Frankreich während mehrerer Jahrhunderte auf diesem Gebiet führend blieb.

*Literatur:* Le Paulmier: Ambroise Paré (1884); Paget: A. Paré and his times (1897); Haberling: Dtsch. med. Wschr., 37. Jahrgang (1911); C. d'Eschevriennes: La vie d'Ambroise Paré (1930); P. Diepgen: Geschichte der Medizin, I (1949); H. E. Sigerist: Große Ärzte (6. Aufl. 1970); Die berühmten Ärzte, Aulis Verlag Deubner & Co., KG.

*

**Harvey,** William (1578—1657), englischer Anatom und Chirurg, studierte in Padua und promovierte dort 1602. Neben der später in London aufgenommenen Praxis und der Tätigkeit an einem Krankenhaus ließ ihn das Problem der Blutbewegung nicht zur Ruhe kommen. Durch Berechnung der durch das Herz in einer Stunde hindurchgehenden Blutmenge, durch Betrachtung der Anatomie des Herzens sowie durch 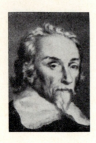 Beobachtung an gestauten Venen, kam ihm die Erkenntnis vom Kreislauf des Blutes. So entdeckte er, gestützt auf zahlreiche, jahrelang fortgeführte exakte Tierversuche, physiologische Experimente, Leichenbeobachtungen, klinische Erfahrungen und mathematische Berechnungen den großen und kleinen Blutkreislauf. 1628 veröffentlichte er seine Schrift „Exercitatio anatomica de motu cordis et sanguinis in animalibus" (Anatomische Lehre von der Bewegung des Herzens und Blutes in Lebewesen), wodurch die bis dahin herrschende galenische Auffassung abgelöst wurde. Da Harvey die Kapillaren noch nicht kannte (s. Malpighi), nahm er an, daß der Übergang des Blutes vom Ende der Arterien zum Anfang der Venen durch Anastomosen stattfindet. Ferner befaßte sich Harvey mit dem Problem der Embryologie. Studien an bebrüteten Hühnereiern, trächtigen Hirschkühen und Rehen brachten ihn zu der Überzeugung: „Omne vivum ex ovo" (alles Lebendige kommt aus dem Ei), ohne den Glauben an die Urzeugung niedriger Lebewesen völlig aufzugeben.

*Literatur:* R. Willis: William Harvey (1878); R. B. H. Wyatt: William Harvey, London (1924); H. E. Sigerist: Große Ärzte (6. Aufl. 1970); Die berühmten Ärzte, Aulis Verlag Deubner & Co., KG.

\*

**Glisson,** Franz (1597—1677), englischer Anatom und Professor in Cambridge, später praktischer Arzt in London. Neben den Forschungen über die Leber (Glissonsche Kapsel) beschrieb er 1650 erstmalig die Rachitis und erfand verschiedene orthopädische Apparate zur Behandlung von Deformitäten, u. a. die Glissonsche Schlinge. Durch seine Lehre von der „Irritabilität" (Anregung zu einer Tätigkeit durch äußere Einflüsse) der belebten Faser erscheint er als der Vorgänger Hallers.

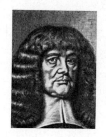

\*

**Franz de le Boë (Sylvius)** (1614—1672). Die Medizin des 17. Jahrhunderts bildete sich immer mehr dahingehend aus, daß ihre Anhänger überwiegend mit chemischen Begriffen arbeiteten. Sie nannten sich Iatrochemiker. Der Leidener Kliniker Franz de le Boë, genannt Sylvius, führte diese Schule an. In Hanau geboren, studierte er an deutschen und holländischen Universitäten und promovierte 1637 in Basel. Nach kurzer Tätigkeit als praktischer Arzt hielt er in Leiden botanische und anatomische Vorlesungen. Er war von der überragenden Bedeutung der Anatomie für die Medizin überzeugt. Die Fossa Sylvii des Gehirns ist nebenbei nach ihm benannt.

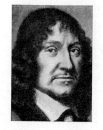

Nach 17jähriger Tätigkeit als Praktiker in Amsterdam — er zählte zu den beliebtesten Ärzten der Stadt — übernahm er wieder einen Lehrstuhl für praktische Medizin in Leiden. Sein Ruf und damit der Ruf der Leidener Universität verbreiteten sich über ganz Europa. Sie war die zweite Universität nach Padua, die einen klinischen Unterricht kannte. Sylvius, der viele begeisterte Anhänger fand, stellte neben Anatomie und Physiologie die Chemie in den Vordergrund, Begriffe wie

Fermentation, Gärung, saure und alkalische Stoffe traten erstmals auf. Sein Verdienst ist es, die Chemie als festen Bestandteil in die Medizin eingebaut zu haben.

*Literatur:* H. E. Sigerist: Große Ärzte (6. Aufl. 1970).

\*

**Sydenham,** Thomas (1624—1689), praktischer Arzt in London, wird als der größte Praktiker des 17. Jahrhunderts bezeichnet. 

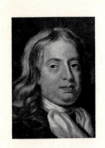

Er führte die Medizin abseits aller Systeme und Theorien durch die Erfahrung am Krankenbett und ihre Bedeutung für die ärztliche Kunst zum Hippokratismus zurück, aber nicht im Sinne des Autoritätsglaubens, sondern der selbständigen Beobachtung. Sydenham litt seit seinem 30. Lebensjahr an der Gicht und gab eine klassisch gewordene Schilderung dieser Krankheit. Er erwarb sich große Verdienste um die Epidemiologie, indem er die Masern, die Pocken, die Ruhr und die Syphilis beschrieb und dabei bestimmte Gesetzmäßigkeiten im Verlauf der Seuchen annahm. Sydenham entdeckte die spezifische Wirkung der Chinarinde gegen die Malaria und beschrieb als erster den Veitstanz, die Chorea minor. Er schrieb aus der Praxis heraus die Geschichte von Krankheiten und lag mit seinen Grundsätzen auf der direkten Entwicklungslinie unserer modernen Medizin.

*Literatur:* H. Andrae: Über die Medizin Thomas Sydenhams (1900); G. Sticher: Thomas Sydenham (Klin. Wschr. Jg. 3, 1924); David Riesmann: Thomas S. cliniciar (New York 1926); O. Temkin: Die Krankheitsauffassung von Hippokrates und Sydenham in ihren „Epidemien" (Arch. Gesch. Med., Bd. 20, 1928); H. E. Sigerist: Große Ärzte (6. Aufl. 1970).

**Malpighi,** Marcello (1628—1694), Professor der Anatomie in Bologna, Pisa und Messina, lieferte den Schlußstein für Harveys Lehre vom Blutkreislauf durch die Feststellungen am Mesenterium des Frosches, daß die Endigungen der Arterien und Venen durch haarfeine, netzartig angeordnete Gefäße, die Kapillaren, verbunden sind. Er bediente sich bei diesen Untersuchungen einfacher Mikroskope, die eine bis 180fache Vergrößerung gaben. Ferner hat er zahlreiche anatomische und naturwissenschaftliche Abhandlungen verfaßt, die wichtige 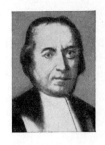 Beobachtungen enthalten. So tragen mehrere seiner Entdeckungen seinen Namen, wie z. B. die Malpighischen Körperchen der Milz (lymphoide Zellen, die die Scheiden der kleinsten Arterien umhüllen), die Malpighischen Gefäßknäuel der Niere und das Malpighische Schleimhautnetz, rete Malpighi, (Keimschicht) der Haut.

*Literatur:* M. Cardini, Malpighi (1927); F. Franchini: Marcello Malpighi (1930); H. E. Sigerist: Große Ärzte (6. Aufl. 1970); Die berühmten Ärzte, Aulis Verlag Deubner & Co., KG.

\*

**van Leeuwenhoek,** Antony (1632—1723), ein holländischer Dilettant in Delft, war von der Leidenschaft besessen, Gläser zu Linsen zu schleifen, nachdem holländische Brillenmacher das Fernrohr erfunden hatten und Galilei daraus das zusammengesetzte Mikroskop konstruiert hatte. Durch seine feingeschliffenen Linsen besah sich Leeuwenhoek alles, was er erlangen konnte. Auf Grund seiner intensiven Beobachtungen entdeckte er die Infusorien, den fibrillären Bau der Muskelfasern und die roten Blutkörperchen. Im

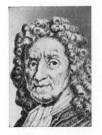

Schwanze eines kleinen Fisches sah er — von allen Menschen der erste — den Kreislauf des Blutes als Bestätigung der Theorie Harveys. Er legte diese Entdeckungen der Royal Society in London vor. Sein besonderes Verdienst ist es, dem Mikroskop als wichtigstem Hilfsmittel in der naturwissenschaftlichen Forschung, insbesondere der anatomischen und physiologischen Forschung, den Weg bereitet zu haben. Der Entdecker der Mikroben starb hochbetagt im Alter von 91 Jahren.

*Literatur:* Paul de Kruif: Mikrobenjäger (5. Aufl. 1935); Die berühmten Ärzte, Aulis Verlag Deubner & Co., KG.

\*

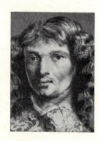

**v. Graaf,** Regner (1641—1673), Arzt in Delft, hat sich große Verdienste um die Anatomie der Geschlechtsorgane erworben. Nach der Erkenntnis der Funktion des Ovariums entdeckte er 1672 die Follikelbläschen in der Eierstocksrinde, welche die Eier beherbergen (Graafsche Follikel). Noch keiner hatte vor ihm eine bessere Kenntnis der Geschlechtsorgane. Er führte im übrigen statt Cervix den Namen Vagina ein und hat erstmalig auf den Saft der Bauchspeicheldrüse hingewiesen.

\*

**Hoffmann,** Friedrich (1660—1742), Physicus und Professor an der Universität Halle, Leibarzt König Friedrich I (1709 bis 1712), lehnte sich an die Theorie der antiken Methodiker, die vom chemischen zum physikalischen Denken übergegangen waren, und sah die Lebenserhaltung in dauernder Bewegung der Fasern im Sinne der Zusammenziehung und der Erschlaffung. Er besaß vorzügliche Kenntnisse in der Chemie und verwendete in der Therapie u. a. von ihm selbst angegebene und erprobte Arzneimittel, die z. T. noch in jüngster Zeit mit seinem Namen verbunden sind und waren wie „Hoffmannstropfen" und „Hoffmanns Magenelixier". H. zeichnete sich durch Einfachheit seines therapeutischen Handelns aus unter Einbeziehung natürlicher Maßnahmen wie Diät, Aderlaß und die Ausnutzung von Heilquellen und Heilbädern. 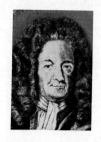 Er war in seiner Zeit ein bedeutender Arzt, akademischer Lehrer und Förderer der medizinischen Wissenschaft.

*Literatur:* Dtsch. med. Wschr. 37 (1911) und 68 (1942), Biograph. Lexikon der hervorragenden Ärzte 3 (1931), Forschung, Praxis, Fortbildung (Med) 17 (1966).

\*

**Boerhaave,** Hermann (1668—1738), holländischer Mediziner und Professor in Leyden, der die iatrophysikalischen und iatrochemischen Anschauungen verbindet und auf dem Boden der alten hyppokratischen Lehre steht, dabei aber die neugewonnenen anatomisch-physiologischen Kenntnisse berücksichtigt. Sein klinischer Unterricht wurde vorbildlich für alle übrigen medizinischen Schulen; er war ein ausgezeichneter Lehrer sowie ein hervorragender Arzt und Mensch. Sein hohes Arzttum erwarb ihm den Ruf einer der größten Ärzte aller Zeiten zu sein. Er hat eine große Anzahl bedeutender Schriften veröffentlicht.

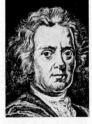

*Literatur:* Internationale Gedenkschrift: Memoralia Hermann Boerhaave optimi medici (Haarlem 1939); P. Diepgen: Hermann Boerhaave und die Medizin seiner Zeit, Hippokrates, Bd. 10 (1939); H. E. Sigerist: Große Ärzte (6. Aufl. 1970); Die berühmten Ärzte, Aulis Verlag Deubner & Co., KG.

**Heister,** Lorenz (1683—1758), bereiste nach seiner Ausbildung in Gießen, Amsterdam und Leyden England und wurde 1710 Professor der Anatomie und Chirurgie.

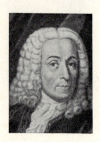

Von ihm stammt das erste brauchbare Lehrbuch der Chirurgie in 2 Bänden mit guter anatomischer Grundlage und ausführlicher Darstellung des Instrumentariums sowie mit anschaulichen Operationsbildern. Das Buch ist in fast alle europäischen Sprachen übersetzt worden. Der Heistersche Mundsperrer ist noch heute allgemein im Gebrauch. Heister hat sich besonders noch dadurch verdient gemacht, daß er die in Frankreich erfundene Geburtszange unverzüglich nach Deutschland brachte und hier für ihre Verbreitung sorgte. Sein großes Verdienst liegt in der Rehabilitierung der Wundarzneikunst in Deutschland.

\*

**Morgagni,** Giovanni Battista (1682—1771), Assistent seines Lehrers Valsalva (Grundlegende Arbeiten über Blutentziehung bei Aneurysmen und über das Gehör, Valsalvascher Versuch) in Bologna, wurde Professor der Anatomie in

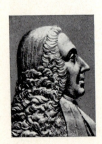

Padua. Er trug durch sein Werk „Über Sitz und Ursachen der Krankheiten" den anatomischen Gedanken in die Pathologie, indem er auf Grund zahlreicher, streng wissenschaftlich bearbeiteter klinischer Fälle mit Obduktionsbefunden den anatomischen Sitz der Krankheiten in den Organen erkannte. Er wurde somit zum Begründer der pathologischen Anatomie als selbständige Disziplin.

*Literatur:* R. Virchow: Morgagni und der anatomische Gedanke (1894); H. E. Sigerist: Große Ärzte (6. Aufl. 1970); Die berühmten Ärzte, Aulis Verlag Deubner & Co., KG.

\*

**van Swieten,** Gerhard (1700—1772), ein Schüler H. Boerhaaves, seit 1745 Leibarzt Maria Theresias, die ihn aus Holland (Leiden) nach Wien berief, reformierte die medizinische Fakultät der Universität Wien und das gesamte Medizinalwesen Österreichs, an dessen Spitze er stand. Er ist der Begründer der älteren Wiener medizinischen Schule. Als ein energischer Vertreter des Ärztestandes richtete er einen Witwen- und Waisenfonds ein. Ferner wurde er bekannt durch die Einführung des Sublimats zur Behandlung der Syphilis.

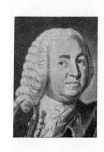

*Literatur:* M. Neuburger, Entwicklung der Medizin in Österreich, Wien und Leipzig (1918); H. E. Sigerist: Große Ärzte (6. Aufl. 1970).

\*

**Werlhof,** Paul Gottfried (1699—1767), kgl. Leibarzt in Hannover, der 1735 als erster den Morbus maculosus (Blutfleckenkrankheit), die sog. Werlhofsche Krankheit, in einer Monographie über die akuten Exantheme beschrieb.
Er war ein Arzt von großer Gelehrsamkeit, der sich eines bedeutenden Ansehens erfreute.

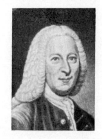

*Literatur:* H. Rohlfs: Geschichte der deutschen Medizin, Bd. 1 (1875).

**von Haller,** Albrecht (1708—1777), Arzt und Dichter, in Bern geboren, war erst in London und Paris tätig, seit 1736 als Professor der Anatomie, Botanik und Chirurgie in Göttingen und seit 1753 wieder in der Schweiz. Er war ein Universalgenie und ist als Begründer der modernen Physiologie anzusehen. Er legte die Begriffe Irritabilität und Sensibilität fest.

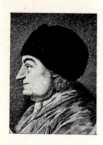

Unter Irritabilität versteht er die Eigenschaft bestimmter Organe, besonders der Muskeln, einen äußeren Reiz (mechanisch, thermisch, chemisch und elektrisch) durch Kontraktion zu beantworten; unter Sensibilität die Fähigkeit der Nervensubstanz, Reize zu leiten. Zum ersten Male wurde dadurch experimentell nachgewiesen, daß die Funktionen der Muskeln und Nerven weder physikalisch noch chemisch erklärt werden können, sondern vitale Funktionen sind. Er beschreibt in dem ersten Lehrbuch der Physiologie unserer medizinischen Literatur Ergebnisse seiner Untersuchungen über Gefäßsystem, Herzklappenmechanismus, Blutströmung, Resorption der Lymphgefäße und des Venensystems, Atmungsmechanismus, Stimmbildung usw. Neben bedeutenden botanischen Schriften verfaßte er eine bekannte Gedichtsammlung, darunter das philosophische Lehrgedicht „Die Alpen". Haller wird als bedeutender deutscher Dichter zum wichtigsten Vorläufer der Gedankenlyrik Schillers. An die Stelle der Spekulationen der Systematiker des 18. Jahrhunderts setzte Haller die wissenschaftlichen Tatsachen. Damit hatte eine neue Epoche in der Entwicklung der anatomisch-physiologischen Grundlagen der Medizin begonnen.

*Literatur:* A. Frey: A. von Haller und seine Bedeutung für die deutsche Literatur (1879); O. v. Greyerz: A. von Haller als Dichter (1902); St. D'Irsay: A. von Haller (1930); R. R. Beer: Der große Haller (1947); H. E. Sigerist: Große Ärzte (6. Aufl. 1970); Die berühmten Ärzte, Aulis Verlag Deubner & Co., KG.

**Hunter,** John (1728—1793), englischer Anatom und Chirurg, Bruder des Anatomen, Chirurgen und Geburtshelfers William Hunter, der ein klassisches Werk über die Anatomie des schwangeren Uterus schrieb. John Hunter schuf die Basis der modernen Lehre von der Entzündung und gab der bisher vorwiegend handwerklichen Chirurgie eine wissenschaftliche Grundlage. Neben Arbeiten über Zahnkrankheiten schrieb er auch über die Syphilis; der harte Schanker ist nach ihm benannt und das Gubernakulum testis heißt auch Gubernakulum Hunteri.

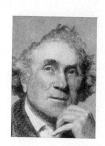

*Literatur:* H. Paget: John Hunter, man of science and surgeon (1897); E. Radke: Das Leben des englischen Arztes John Hunter (Diss. Düsseldorf, 1941); H. E. Sigerist: Große Ärzte (6. Aufl. 1970).

\*

**Auenbrugger,** Leopold (1722—1809), ein Wiener Arzt, veröffentlichte 1761 seine „Neue Erfindung, um durch Beklopfen des menschlichen Brustkorbes Zeichen zur Erkennung verborgener Krankheiten der Brusthöhle zu gewinnen".

Die Erfindung der Perkussion, die zunächst nicht beachtet und erst ein Jahr vor Auenbruggers Tod, nach 47 Jahren, von dem Leibarzt Napoleons, Corvisart, wieder ans Licht gezogen wurde, ist für die klinische Medizin von höchster Bedeutung.

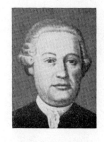

*Literatur:* M. Neuburger: Faksimile und Biographie (1922); H. E. Sigerist: Große Ärzte (6. Aufl. 1970); Die berühmten Ärzte, Aulis Verlag Deubner & Co., KG.

**Jenner,** Edward (1749—1823), englischer Arzt. Die Pocken, eine der gefürchtetsten Infektionskrankheiten der damaligen Zeit, forderten jährlich in Deutschland etwa 30000 Opfer. Nachdem man festgestellt hatte, daß eine leichte Erkrankung an Pocken eine Immunität hinterließ, wurden künstlich solche Erkrankungen bei Kindern hervorgerufen. Diese „Variolation" von Mensch zu Mensch war nicht ungefährlich, da hin und wieder auch Geimpfte an schweren Pocken erkrankten.

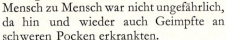

Da war es Jenner, der dem Volksglauben nachging, daß Menschen, die auch die für sie ansteckende Krankheit der Kühe — die Kuhpocken — überstanden haben, von den Menschenblattern nicht befallen werden. Nach 20jähriger Beobachtung von Kuhpockenübertragung und Impfschutz veröffentlichte er seine Entdeckung, die schnell in der ganzen Welt bekannt wurde. Durch die Kuhpockenvakzineübertragung wurde er zum Schöpfer der Schutzimpfung gegen die Pocken.

*Literatur:* I. Baron: The life and correspondence of Edward Jenner, 2 Bde. (1827—1838); Ch. Creighton: Jenner and Vaccination (1889); H. E. Sigerist: Große Ärzte (6. Aufl. 1970); Die berühmten Ärzte, Aulis Verlag Deubner & Co., KG.

\*

**Desault,** Peter (1744—1795), Chefchirurg im Hotel Dieu in Paris, der die erste wirkliche chirurgische Klinik gründete.

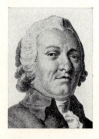

Er verbesserte die Behandlung der Knochenbrüche und Verrenkungen.
Nach ihm ist ein Verband benannt, der bei einem Schlüsselbeinbruch angelegt wird. Zweck desselben ist, die nach unten hängende Schulter durch typische Bindentouren zu heben und in der richtigen Lage zu halten. Er hat auch die erste Unterbindung der Arteria axillaris gemacht.

**Frank,** Johann Peter (1745—1821), Professor der Psychologie und der medizinischen Polizei in Göttingen und Pavia. Als Generaldirektor des Medizinalwesens der österreichischen Lombardei reformierte er das Medizinalwesen grundlegend. Er leitete später das allgemeine Krankenhaus in Wien, wurde Professor an der Universität in Wilna, Leibarzt des russischen Zaren in Petersburg und ging schließlich als Professor der inneren Medizin an die Universität Wien. Durch sein sechsbändiges Werk „System einer 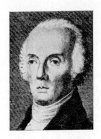 vollständigen medizinischen Polizei" wurde er der Begründer der wissenschaftlichen Hygiene.

*Literatur:* K. Doll: Dr. J. P. Frank (1909); K. E. F. Schmitz: Die Bedeutung J. P. Franks für die Entwicklung der sozialen Hygiene (1917); H. Haubold: J. P. Frank, der Gesundheits- und Rassenpolitiker des 18. Jahrhunderts (1939); H. E. Sigerist: Große Ärzte (6. Aufl. 1970); Die berühmten Ärzte, Aulis Verlag Deubner & Co., KG.

\*

**Corvisart,** Jean Nicolas (1755—1821), Sohn eines Staatsanwaltes, sollte ursprünglich Jurist werden. Vorlesungen von Desault im Hôtel-Dieu, dem großen Pariser Krankenhaus, packten ihn derart, daß er seine Ausbildung zum Mediziner unter Desault betrieb und 1772 sein Staatsexamen bestand. Er wandte sich der inneren Medizin zu und baute vor allem die von Auenbrugger entdeckte Methode der Perkussion über zwanzig Jahre lang aus, so daß sie seitdem zum festen Bestand der klinischen Untersuchungsmethoden gehört. 1788 erhielt er 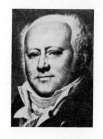 die Leitung der Charité und 1797 bekam er als Professor der praktischen Medizin am Collège de France einen zweiten Lehrstuhl. Er — selbst ein ausgezeichneter Beobachter — schulte seine Studenten im Gebrauch der Sinne und stellte am Krankenbett Sehen und Hören in den Vordergrund. Besonders widmete er sich den Herzkrankheiten, hier erkannte er den Unterschied zwischen organischen und funktionellen Störungen. 1807 wurde er Leibarzt Napoleons und 1815 erlitt er einen Schlaganfall, worauf er sich bis zu seinem Tode auf sein Landgut zurückzog. Zu seinen Schülern gehörten so berühmte Männer wie Laennec und Dupuytren.

*Literatur:* H. E. Sigerist: Große Ärzte (6. Aufl. 1970); Die berühmten Ärzte, Aulis Verlag Deubner & Co., KG.

*

**Pinel,** Philippe (1745—1826), Sohn eines Landarztes, kam erst über die Theologie und Philosophie mit 30 Jahren zur
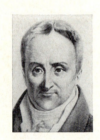
Medizin und studierte in Toulouse, Montpellier und Paris. Eins seiner Hauptwerke ist die „philosophische Nosographie". Sein Bemühen war darauf ausgerichtet, für die einzelnen Krankheiten ein natürliches System aufzustellen. Er wandte sich der Psychologie zu und fand besonderes Interesse an den Geisteskrankheiten. So erstellte er eine genaue Lehre der Krankheitszeichen bei Geisteskrankheiten und gab der Psychiatrie des 19. Jahrhunderts damit eine neue Grundlage. Durch seine Beschreibung der klinischen Entwicklung der verschiedenen psychischen Erkrankungen wurde es möglich, das Gebiet der Psychiatrie in die allgemeine Medizin aufzunehmen. Ferner bewirkte er eine grundlegende Reform der Irrenanstalten (Befreiung der Geisteskranken von ihren Ketten) und wies völlig neue Wege in der Behandlung Geisteskranker. 1792 übernahm er die Leitung der Anstalt Bicêtre und 1795 eine

neue Abteilung für geisteskranke Frauen in der Salpêtrière. Die Irrsinnigen wurden nun nicht mehr wie Zuchthäusler sondern wie Kranke behandelt — Pinels wohl größtes Verdienst. Er wurde beratender Arzt des Kaisers und zum Mitglied der Akademie der Wissenschaften ernannt und schließlich 1804 Ritter der Ehrenlegion. 1826 verstarb er einige Tage nach einer Hirnblutung in Paris.

*Literatur:* H. E. Sigerist: Große Ärzte (6. Aufl. 1970); K. Kolle: Große Nervenärzte (1956); Die berühmten Ärzte, Aulis Verlag Deubner & Co., KG.

\*

**Hahnemann,** Samuel (1755—1843), führte als praktischer Arzt zunächst ein unstetes Wanderleben in Mitteldeutschland. Bei Selbstversuchen nach dem Einnehmen von Chinarinde beobachtete er bei sich fieberhafte Erscheinungen. Er kam so zu der Überzeugung, daß die Arzneimittel dadurch heilen, daß sie eine den ursprünglichen Krankheitssymptomen ähnliche Arzneikrankheit erzeugen, wodurch die ursprüngliche Krankheit vernichtet wird. Die höchste Wirkung der Mittel wird aber erst durch die hochgradigsten Verdünnungen erreicht (Potenzierung durch Schütteln usw.). Er wurde zum Begründer der Homöopathie, die gleiches mit gleichem heilt (Similia similibus). Durch die neue Lehre zog er sich die Feindschaft besonders der Apotheker

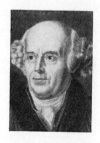

wegen der Selbstabgabe seiner Mittel zu und man hielt ihn für einen Zauberer und Kurpfuscher. Lange umstritten, hat sich die Homöopathie heute einen gleichberechtigten Platz neben der Allopathie erobert.

*Literatur:* R. Haehl: Samuel Hahnemann. Sein Leben und sein Schaffen, 2 Bde. (1922); R. Tischner: Geschichte der Homöopathie, 2. Teil (1934); Die berühmten Ärzte, Aulis Verlag Deubner & Co., KG.

**Hufeland,** Christoph Wilhelm (1762—1836), Professor in Jena und Berlin, stand den verschiedenen Ärzteschulen objektiv gegenüber, er nahm nämlich das

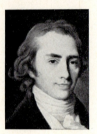

an, was ihm gut erschien. Er trat energisch für Jenner ein und gründete die noch heute bestehende, seinen Namen führende Gesellschaft (Hufeland-Goburek-Stiftung). Er behandelte u. a. Wieland, Herder, Goethe und Schiller und war auch ein bekannter volkstümlicher Schriftsteller. Von ihm stammt der Satz: „Nur ein guter Mensch kann ein guter Arzt sein."

*Literatur:* W. v. Brunn: Hufeland, Leibarzt u. Volkserzieher (1940); H. Hertwig: Der Arzt, der das Leben verlängerte (1941); Die berühmten Ärzte, Aulis Verlag Deubner & Co., KG.

\*

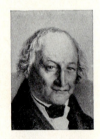

**Sauter,** Johann Nepomuk (1766—1840), praktizierte, nachdem er die Chirurgie bei einem Wundarzt auf der Insel Reichenau erlernt hatte, als Stadt- und Bezirksphysikus in Konstanz und später als Kreismedizinalrat. Er hat als erster 1822 die vaginale Totalexstirpation des nicht vorgefallenen Uterus wegen Krebs erfolgreich ausgeführt.

\*

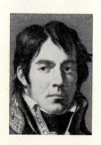

**Larrey,** Dominigue Jean (1766—1842), hat sich große Verdienste um die Kriegschirurgie erworben. Er war Napoleons erster Feldchirurg und setzte sich als Generalinspekteur des Gesundheitswesens der französischen Armee für frühzeitige Amputationen noch während der Schlacht ein. Er sah im Feldzug 1812/14 die besten Erfolge bei allen Fällen, in denen in den ersten 24 Stunden amputiert worden war, und die schlechtesten Erfolge, wenn erst am 3.—5. Tag operiert wurde. Er veröffentlichte außerdem grundlegende Arbeiten über den Tetanus und die Exartikulation im Hüftgelenk.

*Literatur:* H. Werner: Jean Dominigue Larrey (1885); M. Horndasch: Der Chirurg Napoleons. Das Leben des J. D. L. (1949); Die berühmten Ärzte, Aulis Verlag Deubner & Co., KG.

\*

**Bichat,** Xavier (1771—1802) Professor der Anatomie in Paris, ist der Begründer der normalen und pathologischen Histologie. Er verlegte den Sitz der Krankheit aus den Organen in die Gewebe und nahm daher an, daß das gleiche Gewebe auch in verschiedenen Organen gleichartig erkrankt, also notwendigerweise die gleichen Krankheitssymptome entstehen müssen. Er hat die einzelnen Gewebe, z. B. Knochen-, Knorpel-, Muskel-, Drüsengewebe usw. studiert und die verschiedenen „Systeme" z. B. Zellgewebssystem, Nervensystem usw. aufgestellt.

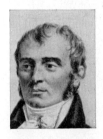

*Literatur:* I. Coquerelle: Xavier Bichat (1901); R. Blanchard: Centenaire de la mort de Xaver Bichat (1903); Sigerist: Große Ärzte (6. Aufl. 1970); P. Diepgen: Unvollendete (1960); Die berühmten Ärzte, Aulis Verlag Deubner & Co., KG.

\*

**Dupuytren,** Guillaume (1777—1835), Professor in Paris und Chefchirurg am Hotel Dieu. Er beschrieb die entzündliche Schrumpfung der Sehnenplatte der Hohlhand (Fascia palmaris), die eine Zwangsbeugestellung der Finger hervorruft und als Dupuytrensche Kontraktur bezeichnet wird; durch Heraus-

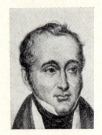
schneiden der schrumpfenden Gewebsteile kann sie behandelt werden. Außerdem führte er verschiedene neue Operationen erstmalig aus, u. a. die Resektion des Unterkiefers, Unterbindungen der Arteria iliaca externa und der Arteria subclavia.

*Literatur:* I. Cruveilhier: Vie de Dupuytren (1841); H. Vierordt: G. Dupuytren im medizingeschichtlichen Hilfsbuch (1916, S. 74f.); Die berühmten Ärzte, Aulis Verlag Deubner & Co., KG.

\*

**Laennec,** René (1781—1826), Professor an der medizinischen Klinik in Paris, erfand 1818 das Stethoskop und machte damit die unmittelbare Auskultation (Behorchung der Brust) zu einer mittelbaren. Seine Methode, Herz- und Lungenkrankheiten mit dem Stethoskop zu beobachten, ergänzte die von Auenbrugger erfundene Perkussion und bildet heute die Grundlage der exakten physikalischen Diagnostik der Herz- und Lungenkrankheiten.

*Literatur:* R. Saintignon: Laennec, Sa vie, son oeuvre (1904); H. E. Sigerist: Große Ärzte (6. Aufl. 1970); Die berühmten Ärzte, Aulis Verlag Deubner & Co., KG.

\*

**Naegele,** Franz Karl (1778—1851), Professor der Geburtshilfe in Heidelberg, war einer der hervorragendsten deutschen Geburtshelfer dieses Jahrhunderts und hat sich besonders durch seine Leistungen auf dem Gebiete der geburtshilflichen Pathologie Verdienste erworben. Von ihm stammten die Berechnung des Zeitpunktes der Niederkunft und die Bezeichnung der Schädellagen nach der Reihenfolge ihrer Häufigkeit. Er beschrieb den Geburtsmechanismus und das schräg verengte Becken und führt die Naegelesche Zange mit dem Naegeleschen Schloß ein. Er wurde durch sein Wirken zum Begründer der deutschen wissenschaftlichen Geburtshilfe.

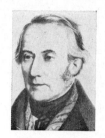

*Literatur:* Goeschen in Deutsche Klinik, Nr. 6, 1851; I. A. Stoltz und F. K. Naegele, Briefwechsel, Straßburg 1909.

\*

**Prießnitz,** Vincenz (1799—1851), Landwirt und Naturarzt begründete die Hydrotherapie. Mit seinen Wasseranwendungen hat er in der von ihm errichteten „Kuranstalt mit kaltem Wasser" in Gräfenberg viele Heilerfolge erzielt. Nasse Kompressen, die um den betreffenden Körperteil gelegt und zur Erzeugung feuchter Wärme mit Wollstoff bedeckt werden, nennt man daher Prießnitz-Wickel bzw. Prießnitz-Umschläge.

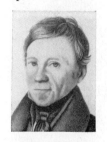

*Literatur:* Vincenz Prießnitz und dessen Heilmethoden (1886); Philo vom Walde: Vincenz Prießnitz, sein Leben und sein Wirken (1899); v. Bielau: Authentische Biographie von Schlesiens berühmtem Naturarzt Vincenz Prießnitz (1902).

\*

**v. Purkinje,** Johannes Evangelista, Ritter (1787—1869), Professor der Physiologie in Breslau und Prag, arbeitete auf allen Gebieten der Physiologie und mikroskopischen Anatomie, besonders über physiologische Optik, Entwicklungsgeschichte und Zellenlehre. Er entdeckte das Keimbläschen im Vogelei, die Flimmerbewegung bei Wirbeltieren, die Purkinjesche

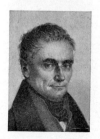

Aderfigur (Schatten der Netzhautgefäße auf der Netzhaut), die Ganglienzellen in der Kleinhirnrinde (Purkinjesche Zellen) und den Achsenzylinder der Nervenfasern.

*Literatur:* Thomson: Über Joh. E. v. Purkinje und seine Werke, Skand. Arch. f. Physiol., Bd. 37 (1918).

\*

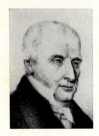

**Lisfranc,** Jacques (1790—1846), ein Schüler Dupuytrens, Arzt in Paris, gab seine Amputation des Fußes als Modifikation der Chopartschen Operation an: Exartikulation im Lisfrancschen Gelenk (Articulatio tarsometatarsea), das zwischen Keilbein und Würfelbein einerseits und den fünf Metatarsalknochen andererseits liegt.

\*

**Schönlein,** Johann Lukas (1793—1864), Professor der inneren Medizin in Würzburg, Zürich und Berlin. Er gründete im 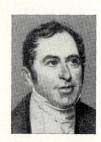 Gegensatz zu der die Medizin beherrschenden Naturphilosophie die naturhistorische Schule, indem er die neuen diagnostischen Methoden, Auskultation und Perkussion, in der Klinik anwandte und die Leichen verstorbener Kranker zur Kontrolle der Diagnose zur Sektion brachte. Er pflegte und lehrte somit eine Methode, die die deutsche Klinik zur Naturwissenschaft führte. Er entdeckte ferner als Ursache des Favus (Erbgrind) den Fadenpilz, das später nach ihm benannte Achorion Schönleinii. Außerdem gebrauchte er 1840 erstmals beim klinischen Unterricht die deutsche Sprache statt der lateinischen.

*Literatur:* Rud. Virchow, Gedächtnisrede auf Johann Lukas Schönlein (1865); I. Pagel in der Allgem. deutschen Biographie, Bd. 32 (1891); I. Merkel in der Münch. Med. Wschr., Jahrg. 52 (1905); H. E. Sigerist: Große Ärzte (6. Aufl. 1970).

\*

**Addison,** Thomas (1793—1860), Arzt und Lehrer am Guy-Hospital in London, beschrieb 1855 die Bronzekrankheit (Addisonsche Krankheit), die eine braune Verfärbung der Haut und mancher Schleimhäute bei hochgradiger Adynamie, gastrischen und nervösen Störungen usw. zeigt als Folge einer Erkrankung der Nebennieren.

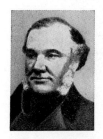

\*

**Romberg,** Moritz Heinrich (1795—1873), Professor der inneren Medizin in Berlin. Er schrieb ein „Lehrbuch der Nervenkrankheiten", in dem er die Grundlagen für die Neurologie schuf. Als Zeichen einer organischen Nervenerkrankung beschrieb er das Schwanken des Körpers, wenn der Untersuchte beide Füße eng nebeneinander stellt und die Augen dabei schließt (Rombergsches Phänomen). Es tritt auf bei Gleichgewichtsstörungen oder Ataxie.

*Literatur:* L. Waldenburg, Nachruf, Berl. klin. Wschr., Jahrg. 10 (1873).

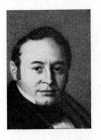

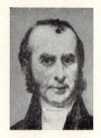
**Hodgkin,** Thomas (1798—1866), englischer Kliniker und Pathologe, ebenfalls am Guy-Hospital in London tätig, beschrieb 1832 das maligne Granulom, eine Lymphogranulomatose (Hodgkinsche Krankheit), eine Erkrankung des lymphatischen Apparates, deren Ursache noch nicht endgültig geklärt ist und die ohne Behandlung über längere Zeit tödlich verläuft.

\*

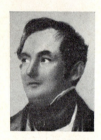
**v. Basedow,** Karl (1799—1854), Arzt und Physikus in Merseburg, beschrieb 1840 die nach ihm benannte Krankheit unter dem Titel „Exophthalmus durch Hypertrophie des Zellgewebes in der Augenhöhle". Diese Basedowsche Krankheit ist gekennzeichnet durch Beschleunigung der Herztätigkeit, durch Anschwellen der Schilddrüse, durch stärkeres Hervortreten der Augäpfel, durch Abmagerung und starke seelische Erregbarkeit (Merseburger Trias).

\*

**Müller,** Johannes (1801—1858), Professor der Physiologie in Berlin, beeinflußte die wissenschaftliche Medizin Deutschlands
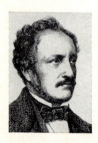
dahingehend, daß er die deutschen Ärzte zu naturwissenschaftlichem Denken erzog. Bereits 1830 Ordinarius, lehrte er Anatomie, Physiologie und Pathologie, drei Gebiete in einer Hand vereint, für die nach seinem Tode je ein neuer Lehrstuhl geschaffen wurde. Bei seiner Vielseitigkeit befaßte er sich auch mit zoologischen Fragen, und seine Untersuchungen über den Generationswechsel in der Tier-

welt sind in die Geschichte der Zoologie und der vergleichenden Anatomie eingegangen. Er arbeitete über Sinnesempfindungen, Stimmbildung, Schalleitung, Blut und Lymphe. Sein Handbuch für Physiologie bedeutete für Deutschland die Abkehr von der Naturphilosophie und die Hinwendung zur Beobachtung und zum Experiment.

*Literatur:* Virchow: Johannes Müller (1858); Wilh. Haberling: Johannes Müller (1924); Martin Müller: Über die philosophischen Anschauungen des Naturforschers Johannes Müller (1927); H. E. Sigerist: Große Ärzte (6. Aufl. 1970); Die berühmten Ärzte, Aulis Verlag Deubner & Co., KG.

\*

**Skoda,** Joseph (1805—1881), Professor der inneren Medizin an der Universität Wien, dessen bedeutendstes Werk, die „Abhandlung über Perkussion und Auskultation", die Grundlage unserer heutigen physikalischen Diagnostik bildet. Er reformierte diesen Spezialzweig der Medizin auf den Grundlagen und Grundgedanken seiner Vorgänger Auenbrugger, Laennec usw. Neben Rokitansky war er der Hauptvertreter der neuen Wiener Schule.

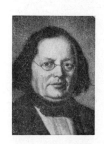

*Literatur:* Maximilian Sternberg: Jos. Skoda, Wien (1924); H. E. Sigerist: Große Ärzte (6. Aufl. 1970).

\*

**v. Rokitansky,** Karl (1804—1878), Professor der pathologischen Anatomie in Wien. Er gilt zusammen mit Virchow als Begründer der modernen pathologischen Anatomie. Sein „Lehrbuch der pathologischen Anatomie", in dem er auf Grund des ausgedehnten Leichenmaterials des Allgemeinen Krankenhauses zunächst die krankhaften anatomischen Veränderungen klar zu beschreiben, darüber hinaus aber

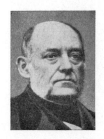

anatomisch begründete Krankheitstypen aufzustellen suchte, führte zur Gründung der „Neuen Wiener Schule". Wenn auch Virchows Zellularpathologie Rokitanskys Arbeiten in den Hintergrund drängte, darf nicht vergessen werden, daß wir ihm einen beachtlichen Teil unserer heutigen pathologisch-anatomischen Kenntnisse verdanken.

*Literatur:* Nachrufe von Stricker in der Allgem. Wiener med. Ztg., Jg. 24 (1879); P. Boerner in der Dtsch. med. Wschr., Jahrg. 4 (1878); Arneth in der Wiener med. Presse, Jahrg. 19 (1878); H. E. Sigerist: Große Ärzte (6. Aufl. 1970).

\*

**Wöhler,** Friedrich (1800—1882), Professor der Medizin und Direktor des Chemischen Instituts in Göttingen sowie General-

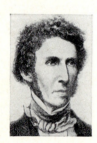

inspekteur der Hannoverschen Apotheken. Ihm gelang 1828 die synthetische Herstellung des Harnstoffs aus zyansaurem Ammon, er wurde damit der Begründer der organischen Chemie. Die bisherige vitalistische Auffassung, daß organische Substanzen nur in lebenden Wesen mit Unterstützung der geheimnisvollen Lebenskraft gebildet werden, wurde damit endgültig aufgegeben.

*Literatur:* Kahlbaum: Friedrich Wöhler, ein Jugendbildnis in Briefen an Herm. v. Meyer; Th. Kunzmann: Die Bedeutung der wissenschaftlichen Tätigkeit Friedrich Wöhlers für die Entwicklung der deutschen chemischen Industrie (1930); R. Wunderlich: Das Buch der großen Chemiker (1955).

\*

**Henle,** Jakob (1809—1885), ein Schüler Johann Müllers, Professor der Anatomie in Zürich, Heidelberg und Göttingen. Er entdeckte das Zylinderepithel des Darmkanals, das Endothel der Blutgefäße, die später nach ihm benannten Schleifen der Nierenkanälchen und die ebenfalls nach ihm benannte Schicht im Haar. Einen neuen Abschnitt in der Lehre der Infektionskrankheiten bedeuten seine 1840 erschienenen „Pathologischen Untersuchungen". Auf Grund seiner Feststellung, daß Miasma und Kontagium die gleiche Krankheit hervorrufen, kam er zu dem Schluß, daß das Kontagium ein Contagium animatum sein muß, daß also der Ansteckungsstoff der epidemischen Krankheiten aus Lebewesen bestehen muß. Den Beweis hierfür konnte er jedoch nicht antreten, da er die Lebewesen noch nicht zeigen konnte.

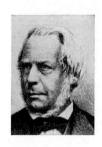

*Literatur:* Friedrich Merkel: Jakob Henle (1891); H. E. Sigerist: Große Ärzte (6. Aufl. 1970).

\*

**v. Langenbeck,** Bernhard (1810—1887), Professor der Chirurgie in Kiel und Berlin. Neben seinen Arbeiten auf dem Gebiet der Kriegschirurgie, wozu ihm die Teilnahme an den Kriegen gegen Dänemark, Österreich und Frankreich Gelegenheit bot, förderte er die Chirurgie besonders auf dem Gebiet der konservativen (Resektionen) und plastischen Chirurgie durch neue, z. T. geniale Operationsmethoden, wie z. B. die subkutane Osteotomie, die osteoplastische Resektion des Oberkiefers und die Rhinoplastik.

*Literatur:* v. Bergmann: Zur Erinnerung an Bernhard v. Langenbeck (1888).

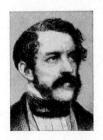

**Little,** William John (1810—1894), englischer Orthopäde, beschrieb erstmals 1844 verschiedene Formen einer Krankheit,
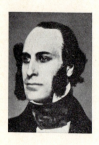
die mit Krampfzuständen in Armen und Beinen einhergeht, wobei die Bewegungen unsicher und ausfahrend sind. Diese cerebrale spastische Paraplegie, die auf einer Gehirnschädigung meist bei einer schwer verlaufenden Geburt beruht und oft mit Intelligenzschäden verbunden ist, wird Littlesche Krankheit genannt. Ferner hat er sich um die Einführung der Tenotomie bei Klumpfuß in England, von dem er selbst durch
Stromeyer in Deutschland befreit wurde, verdient gemacht.

\*

**Bernard,** Claude (1813—1878), Professor der Physiologie in Paris, übte einen starken Einfluß auf die Entwicklung der normalen und pathologischen Physiologie aus. Er studierte die Verdauungssekrete, besonders die Wirkung des Speichels und des Pankreassaftes bei der Verdauung der Fette, sowie die Zuckerspeicherung in der Leber und in den Muskeln als Glykogen. Ferner entdeckte er nach einem Einstich an einer bestimmten Stelle des verlängerten Markes eine Zuckerausschei-
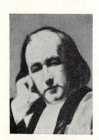
dung im Harn. Er hatte also durch Reizung des Sympathikus einen künstlichen Diabetes hervorgerufen und erkannte dadurch die Bedeutung des sympathischen Nervensystems für die Regelung des Stoffwechsels. Außerdem konnte er durch Versuche nachweisen, daß das indianische Pfeilgift, Curare, die motorischen Nerven lähmt.

*Literatur:* Malloizel: L'oeuvre de Claude Bernard (1881); Foster: Claude Bernard (1899); Faure: Claude Bernard (1925); H. E. Sigerist: Große Ärzte (6. Aufl. (1970); Die berühmten Ärzte, Aulis Verlag Deubner & Co., KG.

**v. Fehling,** Hermann (1812—1885), Professor der Chemie an der Technischen Hochschule in Stuttgart, wurde bekannt durch das von ihm angegebene Verfahren, Traubenzucker im Urin nachzuweisen. Eine nach ihm benannte Kupfertartratlösung (Fehlingsche Lösung) in Form von zwei Stammlösungen (Fehling I und Fehling II) dient zur qualitativen und quantitativen Bestimmung des im Harn auftretenden Traubenzuckers.

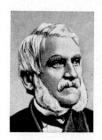

\*

**Wunderlich,** Carl August (1815—1877). Als Sohn eines Arztes in Sulz am Neckar geboren, besuchte er das Gymnasium in Stuttgart und studierte in Tübingen, wo er 1857 sein Staatsexamen bestand. Zweimal besuchte er Paris und daran anschließend Wien, in beiden Städten arbeitete er an verschiedenen Krankenhäusern. Die dort gesammelten Erfahrungen legte er in einem kleinen Buch nieder „Wien und Paris, ein Beitrag zur Geschichte und Beurteilung der gegenwärtigen Heilkunde in Deutschland und Frankreich", das großes Aufsehen machte, weil er tief in die Probleme der Gegenwart eindrang. Nach mehrjähriger Tätigkeit als Privatdozent und Assistent wurde er 1846 mit der Leitung der Tübinger Klinik betraut und zugleich zum Ordinarius ernannt. 1850 übernahm er die Leitung der Medizinischen Klinik Leipzig, wo er bis zu seinem Tode blieb.

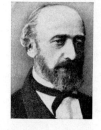

Er hatte erkannt, daß die Therapie hinter der Entwicklung der übrigen medizinischen Disziplinen zurückgeblieben war.
Ferner ist er besonders bekannt geworden durch seine thermometrischen Beobachtungen, die er 1868 in seinem Buch „Über das Verhalten der Eigenwärme in Krankheiten" veröffent-

lichte. Er hat uns gelehrt, die Fieberkurven zu lesen und zu verstehen, und hat darauf hingewiesen, daß die einzelnen Infektionskrankheiten durch die Temperaturkurve fest gekennzeichnet sind. Neben diesen diagnostischen Erkenntnissen hat er immer wieder auf die Therapie verwiesen und sich außerdem noch eingehend mit der Geschichte der Medizin befaßt.

*Literatur*: O. Heubner: A. C. Wunderlich, Leipzig, 1878; H. E. Sigerist: Große Ärzte (6. Aufl. 1970).

\*

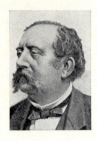

**Lasègue,** Ernest-Charles (1816—1883), französischer Neurologe und Professor am Hospital Necker, wechselte, angeregt durch Claude Bernard, von der Philosophie zur Medizin und wurde der große Schüler von Armand Trousseau (1801 bis 1867). Nach ihm ist das Lasèguesche Phänomen benannt, ein Zeichen für die Erkrankung des Nervus ischiadicus: starker Schmerz beim Heben des gestreckten Beines.

*Literatur:* Biogr. Lexikon der hervorragenden Ärzte 3 (1931); Die berühmten Ärzte, Aulis Verlag Deubner & Co., KG Köln.

\*

**Du Bois-Reymond,** Emil (1818—1896), Professor der Physiologie in Berlin, ein Schüler von Johannes Müller, vertrat die physikalische Richtung in der Physiologie und trat mit grundlegenden Untersuchungen über bioelektrische Erscheinungen im Muskel- und Nervengewebe besonders hervor. Als Mitglied und Sekretär der Akademie der Wissenschaften hat er verschiedene hervorragende Reden gehalten, die von seiner vielseitigen und tiefen Gelehrsamkeit zeugten.

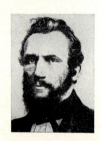

*Literatur:* H. Boruttau: Emil D. B.-R. (Wien 1922). D. B.-Rs. Reden mit Gedächtnisrede von Julius Rosenthal, hg. von Estelle Du Bois-Reymond (1912).

**Semmelweis,** Ignaz Philipp (1818—1865), entdeckte während seiner Assistentenzeit an der geburtshilflichen Klinik in Wien 1847 die Ursache des Kindbettfiebers. Die Feststellung, daß diese Erkrankung durch die Hand der untersuchenden Personen, nämlich des Arztes oder der Hebamme, übertragen wurde, ist sein unsterbliches Verdienst. Er forderte Reinlichkeit und Desinfektion der Hände, der Instrumente und des Verbandsmaterials. Die Autoritäten der damaligen Zeit mißverstanden ihn, als ob er behauptet hätte, daß das Kindbettfieber nur allein durch Leicheninfektion entstehen könne; er zog sich viele Feindschaften zu und verließ 1850 verbittert Wien. 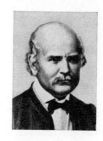 Nach Pest zurückgekehrt, war er zunächst Primararzt am Rochusspital und wurde dann Professor der Geburtshilfe an der Universität.

Sein Leben und seine Lehre waren ein ständiger Kampf. Seine Entdeckung fand keine allgemeine Anerkennung. Kein Arzt wollte sich zu dem bekennen, was Semmelweis freimütig niederschrieb: „Konsequent meiner Überzeugung muß ich hier das Bekenntnis ablegen, daß nur Gott die Anzahl derjenigen kennt, welche wegen mir frühzeitig ins Grab gestiegen." Die bekanntesten Geburtshelfer seiner Zeit, die seine Entdeckung nicht anerkannten, griff er in scharfer Polemik an, was ihn natürlich nicht beliebt machte. Sein Lebensende war von ergreifender Tragik. Sein Geist verdüsterte sich und er mußte schließlich in eine Irrenanstalt gebracht werden. Erst 47 Jahre alt, starb er — das ist die besondere Tragik — nach einer Verletzung bei einer Operation an einer Blutvergiftung.

*Literatur:* A. Hegar: Ignaz Philipp Semmelweis und seine Lehre (1882); Jac. Bruck: Ignaz Philipp Semmelweis (1887); F. Schürer v. Waldheim: Ignaz Philipp Semmelweis (1905); Fasbender: Geschichte der Geburtshilfe (1906); Stricker in der Zschr. Geburtsh. u. Gynäkologie, Bd. 87 (1924); Th. Malade: Der Retter der Mütter, Roman (1924); H. E. Sigerist: Große Ärzte (6. Aufl. 1970); Die berühmten Ärzte, Aulis Verlag Deubner & Co., KG.

**v. Pettenkofer,** Max (1818—1901), erster Professor der Hygiene in München, ist der Begründer der experimentellen Hygiene in Deutschland. Die im 19. Jahrhundert immer wieder aufflakkernde Cholera, deren Erreger 1883 erst Robert Koch entdeckte, 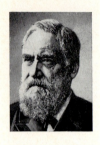 die, wie dieser feststellte, besonders durch das Wasser verbreitet wurden, wurde nach Pettenkofers Ansicht durch gewisse örtliche und zeitliche Disposition ausgelöst, wobei dem Grundwasser die wesentliche Rolle zufalle. Er ergänzte damit Kochs Ansicht, der den Choleraerreger als ausschließliche Ursache der Erkrankung betrachtete. Für Pettenkofer war die Hygiene eine Physiologie der menschlichen Umgebung, seine Arbeiten befaßten sich anfangs mit der Ventilation von Wohnräumen, mit dem Gaswechsel des Menschen und der Funktion der Bekleidung. Er gehört auch zu den Hauptschöpfern der Ernährungswissenschaft. Aber seine Lehre von der örtlichen und zeitlichen Gebundenheit der Epidemien, über die Bedeutung des Grundwassers, des Klimas und die Verunreinigung des Bodens für die Seuchenentstehung, wurde schließlich allgemein anerkannt. Seine Assanierungsmaßnahmen in München waren so erfolgreich, daß er aus einem ständigen Seuchenherd eine gesunde Stadt gemacht hat. Als Chemiker befaßte er sich auch mit der Erhaltung und Wiederauffrischung von Ölgemälden, indem es ihm gelang, den Firnis dunkel gewordener Gemälde wieder aufzuhellen (Pettenkofersche Regenerationsverfahren). Von Krankheit gebrochen, schied er im Alter von 83 Jahren freiwillig aus dem Leben.
Er hat der Hygiene einen festen Platz in der Medizin zugewiesen.

*Literatur:* Max von Pettenkofer als Chemiker (1900); Rubner: Zum Andenken an Max v. Pettenkofer (Berl. klin. Wschr., Jahrg. 38, 1901); Erismann: Max v. Pettenkofer (1901); C. v. Voit: Pettenkofer zum Gedächtnis (1902); de Kruif: Mikrobenjäger (5. Aufl. 1935); K. Kißkalt: Max v. Pettenkofer (1948); H. E. Sigerist: Große Ärzte (6. Aufl. 1970).

**v. Helmholtz,** Hermann (1821—1894), Physiker und Physiologe, Professor der Physiologie und Anatomie in Königsberg, Bonn und Heidelberg, dann Professor der Physik in Berlin. 1843—1848 war er Militärarzt und Eskadronchirurgus bei den Gardehusaren in Potsdam. Er entdeckte den Ursprung der Nervenfasern aus den Ganglienzellen und stellte die Fortpflanzungsgeschwindigkeit des Nervenreizes fest. 1851 gelang ihm seine bedeutungsvollste Entdeckung, er erfand den Augenspiegel. Daneben arbeitete er über physiologische Optik und Tonempfindungen und 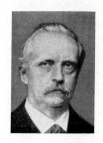 entdeckte auf dem Gebiet der Musik die Summationstöne. Auf dem Gebiet der Physik klärte er die Bedeutung des Energieprinzips. 1877 schrieb er über „das Denken in der Medizin".

*Literatur:* L. Koenigsberger: Hermann v. Helmholtz, 3 Bde. (1902/03); dem Andenken an Helmholtz zur Jahrhundertfeier seiner Geburt, Naturwissenschaften, 9 (1921); H. Ebert: Hermann v. Helmholtz (1949); H. E. Sigerist: Große Ärzte (6. Aufl. 1970); K. Kolle: Große Nervenärzte, Bd. 2 (1959); Die berühmten Ärzte, Aulis Verlag Deubner & Co., KG.

\*

**Mendel,** Gregor Johann (1822—1884), Lehrer und Professor für Naturgeschichte und Physik an der Oberrealschule in Brünn und später Prälat, ist der Begründer der Vererbungsforschung. Die Grundlagen von der Lehre der Vererbung bilden seine Kreuzungsversuche an Pflanzen und Bienen, aus denen er die Gesetze für die Vererbung einfacher Merkmale ableitete (Mendelsche Regeln). Diese grundlegenden Erkenntnisse wurden zu seiner Zeit nicht gewürdigt, erst der Biologe Correns u.a. haben 1900 die Tragweite dieser Ergebnisse erkannt, von denen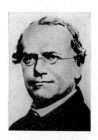

sie dann veröffentlicht und ausgewertet wurden. Mendel hat auch auf dem Gebiet der Meteorologie gearbeitet.

*Literatur:* H. Iltis: Gregor Johann Mendel (1924); R. v. Wettstein: Gregor Mendel (Neue österr. Biographie, Teil 1, Bd. 2, 1925).

\*

**Credé,** Karl Sigismund (1819—1892), Gynäkologe und Professor in Leipzig, der 1853 das Verfahren einführte, die Ge-

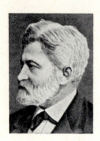

bärmutter bei Blutungen nach der Geburt und bei verzögerter Lösung der Nachgeburt auszudrücken mittels des sogenannten Credéschen Handgriffes. Ferner erkannte er, daß der Augentripper Neugeborener (gonorrhoische Blennorrhoe) durch Einträufeln einer dünnen Höllensteinlösung in den Bindehautsack des Auges verhindert werden kann.

Um die Geburtshilfe und Frauenheilkunde hat er sich wesentliche Verdienste erworben. Er bearbeitete das amtliche sächsische „Lehrbuch der Geburtshilfe für Hebammen".

*Literatur:* Leopold: Karl Sigismund Franz Credé (Arch. Gynäkol., Bd. 42, 1892).

\*

**Kneipp,** Sebastian (1821—1897), Pfarrer und Heilkünstler in Wörishofen, kam infolge einer persön-

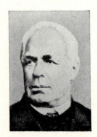

lichen Erkrankung 1848 auf den Gedanken einer Wasserkur. Er wandte diese Kur später auch bei anderen an und baute sie zu einem System aus (Kneippsche Kur). Er veröffentlichte eine Anzahl von Arbeiten, wie z. B. „Meine Wasserkur" und „So sollt ihr leben", die in viele Sprachen übersetzt wurden und zahlreiche Auflagen erlebten. Kuren nach

Kneipp in dem zu einem überall bekannten Bad gewordenen Ort Wörishofen erfreuen sich auch heute noch größter Beliebtheit.

*Literatur:* Verus: Vater Kneipp, sein Leben und Wirken (1897); Baumgarten: Sebastian Kneipp (1898).

\*

**Virchow,** Rudolf (1821—1902), Professor für pathologische Anatomie in Würzburg und Berlin, entwickelte die Zellenlehre und begründete die Zellularpathologie. Er stellte in umfassender Weise den Grundsatz auf, daß „die Zelle wirklich das letzte Formelement aller lebendigen Erscheinungen sowohl im Gesunden als im Kranken ist, von welchem alle Tätigkeit des Lebens ausgeht". Omnis cellula e cellula (jede Zelle entsteht aus einer Zelle). Die Krankheit, deren Sitz Morgagni in die Organe, Bichat in die Gewebe verlegt hatte, wird damit auf Zellveränderungen zurückgeführt. Virchow begründete somit auch die moderne pathologische Histologie und die experimentelle Pathologie. Mit der Zellularpathologie wurden die herrschenden humoral- und neuropathologischen sowie vitalistischen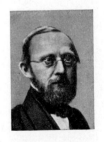
Theorien überwunden und die krankhaften Veränderungen als physikalisch-chemische Veränderungen der Zellen aufgefaßt. Beim Studium der Venenentzündung gelang es ihm, Klarheit in die bisher dunkle Frage der Thrombose und Embolie zu bringen sowie ein neues Krankheitsbild aufzustellen, die Leukämie. Virchow hat sehr viel geschrieben, u. a. ein mehrbändiges Werk über die krankhaften Geschwülste, außerdem schuf er die Grundlagen der modernen Anthropologie. Virchows Autorität war außerordentlich groß. Er betätigte sich auf medizinisch-historischem Gebiet, übte auf die Hygiene-

gesetzgebung und auf die soziale Fürsorge großen Einfluß aus und gründete das „Archiv für pathologische Anatomie und Physiologie und für klinische Medizin". Er führte die Berliner Schule, die Wien und Paris überflügeln sollte, zu neuer Blüte. Als Abgeordneter im Preußischen Landtag und als Stadtverordneter hatte er sich der oppositionellen Linken angeschlossen und sich u. a. große Verdienste um die Verbesserung des Schulwesens erworben. Virchow zählte zu den scharfen Gegnern Bismarcks. Seine von hoher Warte gehaltenen Vorträge auf zahlreichen Kongressen und Naturforscherversammlungen über Fragen der Naturwissenschaften, der Medizin und des Lebens allgemein, sind noch heute lesenswert.

*Literatur:* Ferd. Frh. v. Andrian-Werburg: Virchow als Anthropologe (1915); C. Posner: Rudolf Virchow (1921); K. Sudhoff: Virchow und die deutschen Naturforscherversammlungen (1922); W. Pagel: Virchow und die Grundlagen der Medizin des 19. Jahrhunderts (1931); G. Herxheimer: Rudolf Virchow und die Naturforscherversammlungen; P. Diepgen: Virchow und die Romantik (Deutsche med. Wschr., Jahrg. 58, 1932); Sigerist: Große Ärzte (6. Aufl. 1970); Die berühmten Ärzte, Aulis Verlag Deubner & Co., KG.

\*

**Thiersch,** Carl (1822—1895), Professor der Chirurgie in Erlangen und Leipzig, hat sich um die Entwicklungsgeschichte und plastische Chirurgie große Verdienste erworben, insbesondere hat er die freie Überpflanzung dünner Epidermisläppchen auf granulierende Wunden (Thierschsche Transplantationen) eingeführt. Bekannt wurde er auch durch seine Studien über den Epithelialkrebs sowie durch die plastischen Operationen bei Blasenektopie.

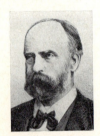

*Literatur:* K. Sudhoff in: Sächs. Lebensbilder, 1 (1930).

**Bilharz,** Theodor (1825—1862) wurde als Sohn eines Kammerrates in Sigmaringen als ältestes von neun Kindern geboren. Früh zeigte sich bei ihm neben großer Sprachbegabung die Neigung für die Naturwissenschaften. Nach dem Studium in Freiburg und Tübingen absolvierte er 1849 die Staatsprüfung und erhielt 1850 den Doktortitel auf Grund einer Preisarbeit der medizinischen Fakultät über die „Darstellung des gegenwärtigen Zustandes unserer Kenntnisse von dem Blut der wirbellosen Thiere". Als Assistent des Internisten Griesinger, der nach Ägypten zur Leitung des dortigen Medizinalwesens berufen wurde, übte er dort Krankenhaus- und Lehrtätigkeit an der Medizinschule aus. Bei den zahlreichen Sektionen menschlicher Leichen machte er wertvolle helminthologische Beobachtungen, die zur Entdeckung des Erregers einer schweren Tropenkrankheit, des Distomum haematobium, führte, der nach ihm benannten Bilharziose. Seine Entdeckung hatte umfangreiche Untersuchungen über Pathologie und Klinik der von dem Saugwurm verursachten Schäden ausgelöst. Damit wurde nicht nur die Forschung nach lebendigen Krankheitserregern angeregt, sondern auch die Kenntnis anderer durch Würmer verursachter Krankheiten erweitert. Als ein in Ägypten hochangesehener Arzt, der die arabische, französische, englische und italienische Sprache beherrschte, dessen Hilfsbereitschaft allgemein gerühmt wurde, mußte er viel zu früh, mit 37 Jahren, am Typhus sterben, nachdem er sich anläßlich einer Expedition bei der Behandlung einer schwer an Typhus erkrankten deutschen Frau vermutlich angesteckt hatte.

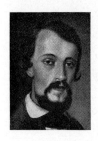

*Literatur:* P. Diepgen: Unvollendete (1960).

**Charcot,** Jean Martin (1825—1893) wurde in Paris geboren. Nach dem Studium der Medizin wurde er 1848 zum „Interne des Hôpitaux de Paris", 1853 zum „Chef de Clinique" an der Fakultät und 1860 zum Professor ernannt. Im gleichen Jahr wurde er Chefarzt des „Hospice de la Salpêtrière". Charcot befruchtete die Medizin in vieler Hinsicht. Schon in seiner Doktorarbeit beschrieb er den chronischen progredienten Gelenkrheumatismus so vortrefflich, daß man jahrzehntelang vom „Rheumatismus von Charcot" sprach. 

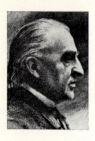

Aus dem Bereich der Gefäßpathologie erkannte er als erster die Ursache für die claudicatio intermittens, und die amyotrophische Lateralsklerose hat er so genau beschrieben, daß diese Krankheit mit Recht als „Charcotsche Krankheit" bezeichnet wird. Auch die anatomische und klinische Beschreibung der multiplen Sklerose erfolgte erstmals durch ihn. Seine Forschungen auf den Gebieten der Hysterie, der Neurose und des Hypnotismus haben ihn berühmt gemacht. Seine bekanntesten Schüler waren Babinski und Freud.

*Literatur:* K. Kolle, Große Nervenärzte (1960); Die berühmten Ärzte, Aulis Verlag Deubner & Co., KG.

\*

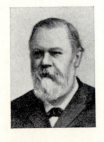

**Biermer,** Anton (1827—1892), Professor für innere Medizin in Bern, Zürich und Breslau, beschrieb 1868 die nach ihm benannte perniziöse Anämie. Außerdem schrieb er über den Schallwechsel bei der Perkussion und stellte die Flimmerbewegung der Trachealschleimhaut durch Bestreuen mit Kohlepulver dar.

**Kußmaul,** Adolf (1822—1902), Professor in Erlangen, Freiburg und Straßburg, bearbeitete physiologische, psychologische und entwicklungsgeschichtliche Themen, letztere besonders aus den Gebieten der inneren Medizin und der Neurologie. Er führte 1869 die „Magenpumpe" (Magensonde) zur Behandlung von Magenkrankheiten ein, die später auch für die Diagnostik große Bedeutung erhielt. Nach ihm benannt ist die verlangsamte, abnorm tiefe (große) geräuschvolle Atmung im „Coma diabeticum", die sogenannte Kußmaulsche Atmung.

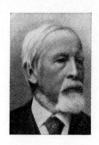

*Literatur:* Jugenderinnerungen eines alten Arztes (1889, letzte Ausg. 1936).

\*

**Brehmer,** Hermann (1826—1889), begründete nach dem medizinischen Studium und seiner Promotion die methodische physikalische — diätetische — Behandlungsweise der Lungentuberkulose. 1854 gründete er die erste Heilanstalt in Görbersdorf, ein Vorbild für alle späteren Lungenheilstätten. Von ihm stammen zahlreiche Veröffentlichungen über die „chronische Lungenschwindsucht".

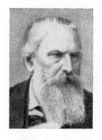

*Literatur:* F. Wehmer: H. B. in Münchner med. Wochenschrift Jg. 61 (1914).

\*

**Pasteur,** Louis (1822—1895), französischer Chemiker und Biologe, Professor der Physik und Chemie in Dijon, Straßburg und Paris. Er entdeckte mit 26 Jahren bei rein chemischen Untersuchungen, daß es nicht zwei, sondern vier Arten der

Weinsteinsäure gibt; es gelang ihm die Trennung der optisch inaktiven Traubensäure in ihre optisch aktiven Bestandteile. Diese Entdeckung bildete den Grundstein der Stereochemie. Bei seinen Untersuchungen über die Gärung wies er die Beteiligung von Mikroorganismen an dieser chemischen Umwandlung nach und verbesserte auf Grund seiner Untersuchungsergebnisse die Gärungsbetriebe in ihrer praktischen Arbeit. Bei der Frage nach der Herkunft der Gärungserreger kam es zur allgemeinen Prüfung der „Urzeugung", wobei er den Nachweis erbrachte, daß auch die niederen Lebewesen (z. B. Bakterien) niemals von selbst entstehen, sondern von außen — z. B. durch die Luft — in vorher keimfreie Stoffe gelangen. Mit dieser Feststellung hat Pasteur die Grundlage der heutigen Bakteriologie und den Hinweis zur Sterilisationsnotwendigkeit gegeben.

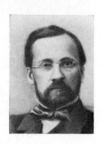

Eine in Südfrankreich ausgebrochene Epidemie unter den Seidenraupen, die die Seidengewinnung erheblich gefährdete, veranlaßte Pasteur, der Ursache dieser Erkrankung nachzugehen. Indem er nach der Eiablage die weiblichen Schmetterlinge mikroskopisch auf die von ihm entdeckten Krankheitserreger untersuchen und die kranken Eier systematisch vernichten ließ, gelang es ihm, wieder gesunde Raupen zu züchten. Ferner entdeckte er Schutzimpfungen gegen Hühnercholera, Milzbrand, Schweinerotlauf, und vor allem gegen die Tollwut. Die Überwindung der Tollwut war eine besonders schwere Aufgabe; denn nur nach sehr langen und mühevollen Versuchen gelang es durch Austrocknen des Rückenmarks erkrankter Tiere, einen Impfstoff zu gewinnen, der während der langen Inkubationszeit den von einem tollen Hund Gebissenen wiederholt eingespritzt wird und sie immun macht, ehe die Krankheit ausbrechen kann. Mit diesen Entdeckungen hatte Pasteur der Theorie der Infektionskrankheiten, die schon vor ihm von manchen Forschern angenommen, von den meisten aber abgelehnt wurde, zum endgültigen Siege verholfen. Pasteur war eine geniale Natur und ein impulsiver Mensch voll reicher Einfälle. Die meisten seiner Versuche mußte er unter primitivsten Verhältnissen ausführen. Ihm — dem Chemiker — verdankt die Medizin praktische Leistungen und Erkenntnisse, die sich erst später in ihrem ganzen Umfang auswirken sollten.

Große Sammlungen ermöglichten die Gründung des bekannten Pasteur-Instituts in Paris mit einer Tollwut-Impfstation. Später wurden in fast allen Kulturstaaten Pasteur-Institute errichtet.

*Literatur:* Gruber: Pasteurs Lebenswerk im Zusammenhang mit der gesamten Entwicklung der Mikrobiologie (1896); R. Vallery-Radot: La vie de Pasteur (1900); H. Drouier: La vie de Louis Pasteur (3. Aufl. 1930); R. Koch: Pasteur (Buch der großen Chemiker, Bd. 2, 1930); de Kruif: Mikrobenjäger (5. Aufl. 1935); Compton: The genius of Louis Pasteur (1932); H. E. Sigerist: Große Ärzte (6. Aufl. 1970); Die berühmten Ärzte, Aulis Verlag Deubner & Co., KG.

*

**v. Esmarch,** Friedrich (1823—1908), Professor der Chirurgie in Kiel, war 1870 Generalarzt und beratender Chirurg der Armee. Er hat sich besondere Verdienste um das Lazarettwesen und die Kriegschirurgie — insbesondere die Kriegschirurgietechnik — erworben und die Samariterschulen in Deutschland eingeführt. 1873 erfand Esmarch das Verfahren, Gliedmaßen durch Abschnüren mittels Gummischlauch künstlich blutleer zu machen und so ohne Blutverlust zu operieren. Die bekannteste seiner Schriften „Die erste Hilfe bei plötzlichen Unglücksfällen" wurde in 23 Sprachen übersetzt.

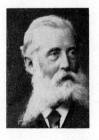

*Literatur:* Nachr. im: Arch. Orthop. Mechanotherap. 7 (1908), S. 1—7.

**v. Graefe,** Albrecht (1828—1870), Professor der Augenheilkunde in Berlin. Er ist der Sohn des Chirurgen Karl Ferdinand Graefe (1787—1840), eines bekannten Kriegschirurgen, der sich große Verdienste um die Wiederaufnahme der plastischen Operationen erwarb. Albrecht v. Graefe ist der Begründer der modernen Ophthalmologie. 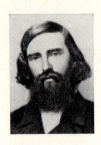 Er führte als erster den Augenspiegel von Helmholtz in die praktische Augenheilkunde ein und erfand die Iridektomie zur Behandlung des Glaukoms sowie den peripheren Linearschnitt, wodurch die Operation des grauen Stars aussichtsreicher wurde als bei dem alten Lappenschnitt. Ferner wies er als erster auf die Zusammenhänge von Augenerkrankungen mit Gehirnaffektionen und Allgemeinerkrankungen hin und klärte den Zusammenhang zwischen Stauungspapille und Hirntumor. Er besaß als Augenarzt Weltruf, aus seiner Schule stammt die Mehrzahl der späteren Ophthalmologen.

*Literatur:* Ed. Michaelis: Albrecht v. Graefe, sein Leben und Wirken (1877); Th. Axenfeld: Zum Gedächtnis an Albrecht v. Graefe (1928); P. Diepgen: Unvollendete (1960); Die berühmten Ärzte, Aulis Verlag Deubner & Co., KG.

\*

**Lister,** Joseph (1827—1912), Professor der Chirurgie in Glasgow, Edinburg und London, nahm den Kampf gegen die Wundinfektion erfolgreich auf, indem er Pasteurs Lehre aufgriff und für die Chirurgie nutzbar machte. Er zeigte, daß die Eiterung nicht eine Folge der Quetschung der Weichteile ist, sondern durch Einwirkung von außen hervorgerufen wird. Pasteur hatte nachgewiesen, daß die Luft von Mikroben wimmelt, die Gärung und Fäulnis verursachen können, auf diese Weise kann auch, so sagte sich Lister, eine Wunde verunreinigt werden. Er schuf den Listerschen Okklusivverband, ein Deckverband, bestehend aus Gaze, getränkt mit Karbolsäure, Harz und Paraffin, und Stoff, unter dem sich Schorf bildete und die Wunde heilte. Trotz der großen Erfolge, die damit erzielt wurden, fand Listers Methode — ebenso wie Pasteurs Lehre — zuerst großen Widerstand, bis sie sich schließlich, besonders durch die guten Erfahrungen im deutsch-französischen Krieg 1870/71, erfolgreich durchsetzte. Seine ersten Veröffentlichungen über antiseptische Wundbehandlung erschienen 1867. Da er hochbetagt im Alter von 85 Jahren starb, war es ihm vergönnt, die durch die Antisepsis und später auch die Asepsis bedingten großen Erfolge in der Chirurgie zu erleben.

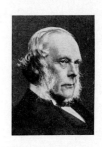

*Literatur:* G. T. Wrench: Lord Lister, His life and work (London 1913); Sir R. I. Godlee: Lord Lister (Leipzig, 1925); H. E. Sigerist: Große Ärzte (6. Aufl. 1970); Die berühmten Ärzte, Aulis Verlag Deubner & Co., KG.

\*

**Billroth,** Theodor (1829—1894), Chirurg, wurde 1859 Professor in Zürich und 1867 in Wien. Nach seiner chirurgischen Ausbildung als Assistent bei Langenbeck konnte er sich für Chirurgie und pathologische Anatomie habilitieren. Er führte die erste erfolgreiche Resektion des Magens aus und wurde dadurch Schöpfer der Magen- und Darmchirurgie. Zuvor schon waren ihm die Exstirpation des Kehlkopfes, die Resektion des Ösophagus und die Verbesserung der Technik zahlreicher anderer Operationen gelungen. Er half auch der chirurgischen Pathologie durch Zugrundelegung der anatomischen und histologischen Forschung weiter. Daneben förderte er das Krankenhaus- und Krankenpflegewesen und schrieb eine Geschichte über den medizinischen Unterricht.

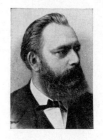

Was er lehrte, waren nicht nur wissenschaftliche Grundsätze und besondere operative Methoden, es war ein ärztliches Ethos. Er hinterließ eine große Schule bedeutender Chirurgen.
Als hochmusikalischer Mensch war er mit Brahms und Hanslick befreundet.

*Literatur:* Mikulicz: Theodor Billroth (in der Berl. klin. Wschr., 1894); Gersuny: Theodor Billroth (1922); Huber: Th. Billroth in Zürich (1924); H. E. Sigerist: Große Ärzte (6. Aufl. 1970); Die berühmten Ärzte, Aulis Verlag Deubner & Co., KG.

\*

**Hegar,** Alfred (1829—1914), Professor der Geburtshilfe in Freiburg, arbeitete auf allen Gebieten der Gynäkologie und förderte besonders die operative Gynäkologie. Nach ihm wurden eine Reihe von Symptomen und Instrumenten benannt, wie z. B. das Hegarsche Zeichen zur Schwangerschaftsdiagnose und die Hegarschen Dilatatoren zur Erweiterung des Muttermundes. Er verfaßte nebenbei eine Lebensbeschreibung von Semmelweis.

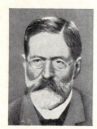

\*

**Dunant,** Henry (1828—1910), schweizerischer Philantrop, bewegte das Elend der Kriegsverletzten, das er auf oberitalienischen Schlachtfeldern gesehen hatte. Er veranlaßte die Einberufung der Konferenz, die 1864 die Genfer Konvention schloß. Man fand das Abzeichen des Roten Kreuzes auf weißem Grund, die Umkehrung der damaligen Schweizer Militär-Armbinde, und die Vertreter von 16 Nationen gründeten das Genfer Internationale Komitee vom Roten Kreuz. Diese Tat ermöglichte es, daß in den nachfolgenden Kriegen die Verwun-

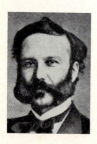

deten auf den Schlachtfeldern unter dem Schutz des Neutralitätszeichens, des Roten Kreuzes, geborgen werden konnten. 1901 erhielt Dunant hierfür den Friedens-Nobelpreis.

*Literatur:* R. Sonderegger: Henry Dunant, Revolutionär (Zürich 1935); S. Markus: Henry Dunant (Affoltern 1940); M. Gumpert: Dunant (1950); G. Gimpson: Fünf Kämpfer für Gerechtigkeit (1951).

\*

**Eberth,** Karl (1835—1926), Professor der pathologischen Anatomie in Zürich und Halle, war neben Koch und Gaffky hervorragend beteiligt an der Entdeckung des Typhuserreger. Er arbeitete ferner über den Erreger der septischen Endokarditis und des Puerperalfiebers.
Unter der chirurgischen Mithilfe von Schimmelbusch führte er experimentelle Untersuchungen über die Thrombose durch.

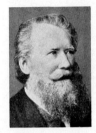

Die berühmten Ärzte, Aulis Verlag Deubner & Co., KG.

\*

**v. Bergmann,** Ernst (1836—1907), Deutschbalte aus Riga, Professor der Chirurgie in Dorpat, Würzburg und Berlin. Er gilt als Hauptschöpfer der Aseptik in der Wundbehandlung und chirurgischen Technik und als Begründer der Hirnchirurgie. Nachdem er die Karbolantiseptik durch die Sublimatantiseptik ersetzt hatte, führte er in die Chirurgie die Dampfsterilisation ein. Er wurde s. Z. allgemein bekannt durch sein mannhaftes Auftreten in den letzten Krankheitswochen Kaiser Friedrichs III. gegenüber dem Engländer Mackenzie.

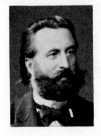

*Literatur:* Buchholtz: Ernst v. Bergmann (4. Aufl. 1925).

**Jackson,** John (1834—1911), englischer Augen- und Nervenarzt, beschrieb die nach ihm benannte unilaterale Rinden- oder Fokalepilepsie (Jackson-Anfälle). Sie zeigt sich durch anfallsweises Auftreten von Muskelkrämpfen, die nacheinander verschiedene Muskelgruppen ergreifen, verursacht durch Reizung der Hirnrinde. In erster Linie betreffen seine Arbeiten die Beziehungen der Krankheiten des nervösen Apparates zu denen des Auges.

*Literatur:* Dict. Nat. Biogr. Suppl. 2, 1901—1911 (1912); Die berühmten Ärzte, Aulis Verlag Deubner & Co., KG.

\*

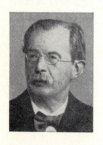

**v. Recklinghausen,** Friedrich Daniel (1838—1910), Professor der pathologischen Anatomie in Königsberg, Würzburg und Straßburg, nahm bahnbrechende Untersuchungen vor über die Auswanderung der sogenannten Wanderzellen bei der Entzündung, wodurch die Entzündungslehre auf eine neue Grundlage gestellt wurde. Er verbesserte weiter den Blutdruckmesser von Riva-Rocci und beschrieb die Neurofibromatosis, eine Erkrankung des peripheren Nervensystems, bei der zahlreiche Knoten (Neurofibrome) an den Nervensträngen und von den kleinen Hautnerven aus als weiche, hervorragende bis pendelnde Hautgeschwülstchen entstehen (Recklinghausensche Krankheit).
*Literatur:* Ribbert, Dtsch. Med. Wschr., Jahrg. 36 (1910).

\*

**Obermeier,** Otto (1843—1873), prakt. Arzt aus Berlin-Spandau, 5 Jahre Assistent unter Virchow in der Abteilung für

Pockenkranke, entdeckte 1868 den Erreger des Rückfallfiebers, die Recurrens-Spirochäte. Erst im Frühjahr 1873 trat er mit seiner Entdeckung hervor, da er zuvor in selbstkritischen Untersuchungen noch größere Gewißheit und Sicherheit gewinnen wollte. Viel zu jung starb er 30 Jahre alt bei der Suche nach dem Cholera-Erreger anläßlich einer Cholera-Epidemie nach einem Selbstimpfungsversuch. Seine

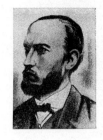

Entdeckung machte ihn zum Begründer der deutschen Protozoologie und Tropenmedizin.

*Literatur:* Olpp: Hervorragende Tropenärzte (1932), Dtsch. med. Wschr. 54 (1928), Therapie des Monats 13 (1963), Berl. Medizin 14 (1963).

\*

**Koch,** Robert (1843—1910), war Kreisphysikus in Wollstein bei Bomst (Posen), und widmete sich neben seiner Landpraxis bakteriologischen Studien. Ihm gelang es in mühevoller Kleinarbeit, mit behelfsmäßigen Mitteln den Nachweis zu erbringen, daß eine bestimmte Bakterienart den Milzbrand der Schafe hervorrief und die Übertragung dieser Krankheit durch die Sporen erfolgt. Er konnte diese Bakterien isoliert auf Nährböden züchten und hatte somit die Methodik der Plattenkultur erfunden, ein Verfahren, ohne das die weitere Entwicklung der Bakteriologie nicht zu denken ist. Er bewies, daß die Wundkrankheiten auf Infektion durch ganz bestimmte Bakterien beruhen. 1880 wurde er nach Berlin in das Reichsgesundheitsamt berufen und hatte nun für seine weiteren Forschungen ein gut eingerichtetes Laboratorium mit Assistenten zur Verfügung. 1882 folgte dann die Entdeckung des Tuberkelbakteriums, wo-

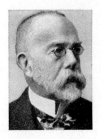

durch Koch den Beweis erbrachte, daß die Tuberkulose — Schwindsucht — nicht, wie bisher angenommen wurde, verschiedene Ursachen hatte, sondern daß die Aufnahme dieses Bazillus die notwendige Bedingung für die Entstehung dieser Erkrankung ist. Es gelang ihm, Reinkulturen dieser Bazillen zu züchten und das sogenannte Tuberkulin herzustellen. Die Annahme, ein Heilmittel gegen die Tuberkulose gefunden zu haben, enttäuschte zwar zunächst, doch wurden später ähnliche Präparate hergestellt, die für die Diagnostik wertvoll wurden und auch für die Therapie nicht ohne Bedeutung waren.

1883 entdeckte er auf einer Forschungsreise mit der deutschen Choleraexpedition in Indien den Kommabazillus; 1885 wurde er Direktor des neuen Hygienischen Instituts und erster Professor der Hygiene in Berlin, und 1891 Direktor des neuen Institutes für Infektionskrankheiten. Auf weiteren Forschungsreisen nach Südafrika und Deutsch-Ostafrika beschäftigte er sich mit der Schlafkrankheit und Rinderpest, und auf einer Reise nach Java mit der Malaria. 1905 erhielt er den Nobelpreis für Medizin. Er ist der Hauptbegründer der Bakteriologie und seine Forschungsergebnisse haben die moderne Medizin entscheidend beeinflußt.

*Literatur:* Wolf Becker: Robert Koch (1891); Karl Wezel: Robert Koch (1912); M. Kirchner: Robert Koch (1924); Roman v. Unger: Helfer der Menschheit (1929); de Kruif: Mikrobenjäger (5. Aufl. 1935); B. Möllers: Robert Koch (mit Schriftenverzeichnis, 1905); R. Bochalli: Rob. Koch (1954); H. E. Sigerist: Große Ärzte (6. Aufl. 1970); Die berühmten Ärzte, Aulis Verlag Deubner & Co., KG.

\*

**Kocher,** Emil Theodor (1841—1917), Schweizer Chirurg und bekannter Kropfoperateur; beschrieb als erster die Cachexia

thyreopriva und förderte die Kenntnis
von den Schilddrüsenkrankheiten. Ferner
schrieb er über verschiedene Gebiete
der Chirurgie (Schußverletzungen, Eingeweidebrüche). Nach ihm ist u. a. die Kocherklemme benannt. 1909 erhielt er den Nobelpreis für Medizin.

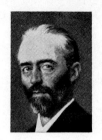

*Literatur:* Die berühmten Ärzte, Aulis Verlag
Deubner & Co., KG.

\*

**Erb,** Wilhelm Heinrich (1840—1921), Professor für innere
Medizin in Leipzig und Heidelberg, war bahnbrechend in der
Neuropathologie und Elektrodiagnostik und -therapie. Er hat
bei erkrankten Nerven eine elektrische
Entartungsreaktion nachgewiesen, so bei
der kombinierten Schulter-Arm-Lähmung
(Erbsche Lähmung), bei der die Hand-
und Fingerbewegung erhalten ist. Außerdem hat er den Zusammenhang der Tabes
mit der Syphilis endgültig nachgewiesen
und die Bedeutung des fehlenden Kniesehnenreflexes bei dieser Erkrankung erkannt. Ferner arbeitete er über Krankheiten

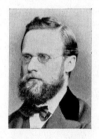

des Rückenmarks, des verlängerten Markes und der peripheren
Nerven sowie über die Dystrophia muscularis progressiva.

*Literatur:* W. Erb: Ges. Abhandlg., 2 Bde. (1910); K. Kolle: Große
Nervenärzte (1956).

\*

**Nothnagel,** Hermann (1841—1905), Internist und Professor
in Freiburg, Jena und Wien, arbeitete grundlegend auf

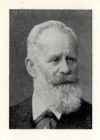
den Gebieten der Physiologie und Pathologie des Nervensystems, der Herztätigkeit und des Darmes. Ferner stellte er umfangreiche experimentelle Untersuchungen über die Funktionen des Gehirns an und beschäftigte sich auch eingehend mit der Arzneimittellehre. So wurde sein großes „Handbuch der Arzneimittellehre" sehr bekannt. Als sein größtes Werk ist jedoch das „Handbuch der speziellen Pathologie und Therapie" anzusehen.

*Literatur:* M. Neuburger: H. N. (1922).

\*

**Quincke,** Heinrich (1842—1922) wurde in Frankfurt/Oder als Sohn eines Arztes geboren und arbeitete nach den Examina

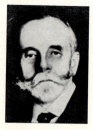

kurz in Wien, bevor er mit 28 Jahren Privatdozent in Berlin und mit 31 Jahren ordentlicher Professor für innere Medizin an der Universität Bern wurde. 1878 erhielt er eine Berufung nach Kiel, und später wirkte er noch in Frankfurt/Main. Sein größtes Verdienst zur Förderung der Neurologie und Psychiatrie war die Entdeckung der Lumbalpunktion zunächst aus therapeutischen Erwägungen. Sehr bald erkannte er aber auch die diagnostischen Möglichkeiten mit der sich daraus ergebenden Liquorforschung. 1882 schrieb er eine Arbeit „Über akutes umschriebenes Hautödem", womit er einen Symptomenkomplex aufzeigte, der noch heute als „Quincke-Ödem" bezeichnet wird. Außerdem kann Quincke als Begründer der Lungen-Chirurgie angesehen werden, war er doch der erste, der Lungenabszesse und die Lungentuberkulose operativ anging. Diese

Tatsache wurde auch von Sauerbruch anerkannt und gewürdigt. Als Arzt, Lehrer und Gelehrter genoß er großes Ansehen, zumal er auch auf fast allen Gebieten der inneren Medizin und Neurologie anhand gründlicher Untersuchungen für die Wissenschaft wertvolle Erkenntnisse erarbeitete.

*Literatur:* F. Külbs: Heinrich Quincke, Dtsch. Arch. f. klin. Med. (1922) und Dtsch. Med. Wschr., Nr. 27 (1922); K. Kolle: Große Nervenärzte, Bd. 2 (1960).

\*

**Leube,** Wilhelm Olivier (1842—1922), Professor für innere Medizin in Jena, Erlangen und Würzburg, gehörte zu den Pionieren auf dem Gebiete der Magen- und Darmkrankheiten. Seine Veröffentlichungen „Über die Therapie der Magenkrankheiten", „Die Ernährung der Kranken vom Mastdarm aus", „Die Magensonde" und „Über die Störungen des Stoffwechsels" sind grundlegend. Sein Name wird immer verbunden sein mit den nach ihm benannten diätetischen Behandlungen (Leube-Kur, Leube-Nährklistiere).

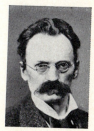

*Literatur:* G. Stidler in: Lebensläufe aus Franken, 5 (1936).

\*

**Heubner,** Otto (1843—1926), Professor für Kinderheilkunde in Leipzig und Berlin, ist besonders bekannt geworden durch das Studium der Hirnsyphilis, so wurde die Endarteriitis syphilitica als Heubnersche Krankheit nach ihm benannt. 1896 wies er den Erreger der Cerebrospinalmeningitis im Lumbalpunktat nach. Auf dem Gebiet der Kinderheilkunde hat er sich neben den Infektionskrankheiten hauptsächlich mit der Säuglingsernährung und den Krankheiten des Magen-Darmkanals des Kleinkindes beschäftigt, er übte damit einen maßgeblichen Einfluß auf die Kinderheilkunde aus.

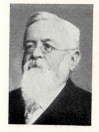

*Literatur:* Selbstbiographie in: Medizin der Gegenwart, 4 (1925); Otto H.s Lebenschronik, hg. von Wolfgang Heubner (1927).

\*

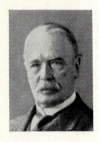

**Trendelenburg,** Friedrich (1844—1924), Sohn des bekannten Philosophen Friedrich Adolf Trendelenburg, Professor der Chirurgie in Rostock, Bonn und Leipzig. Er gab 1861 die Tamponkanüle an und führte 1890 wieder die vergessene Beckenhochlagerung ein. Nach ihm ist das Trendelenburgsche Zeichen der angeborenen Hüftluxation benannt, außerdem gab er die Technik der Operation der Lungenembolie bekannt.

*Literatur:* Nachruf v. Sauerbruch, Dt. Zschr. f. Chir., Bd. 190 (1925).

\*

**Röntgen,** Wilhelm Conrad (1845—1923), Professor für Physik in Gießen, Würzburg und Marburg. 1895, während seiner Würzburger Zeit, entdeckte er die von ihm bezeichneten X-Strahlen, die später seinen Namen tragen sollten. Diese für Wissenschaft, Technik und Medizin ungeheuer bedeutungsvolle Entdeckung brachte ihm 1901 den Nobelpreis für Physik ein. Röntgen war ein hervorragender Vertreter der experimentellen Physik und lieferte neben grundlegenden

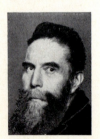

Untersuchungen über den Röntgenstrom wichtige Beiträge zur Kristallphysik und untersuchte ferner die spezifische Wärme von Gasen, die Kompressibilität und den Ausdehnungskoeffizienten von Flüssigkeiten und ihre physikalischen Eigenschaften bei hohen Drucken.

*Literatur:* Wiesenthal und Blücher: Führende Männer, Bd. 2 (1924); O. Glasser: Wilhelm Conrad Röntgen und die Geschichte der Röntgenstrahlen (1931).

Die berühmten Ärzte, Aulis Verlag Deubner & Co., KG.

**Metschnikoff,** Elias (1845—1916), Professor am Institut Pasteur in Paris, entdeckte die Phagozytose der Bakterien durch die weißen Blutkörperchen und den Pleomorphismus der Bakterien. Er arbeitete besonders auf den Gebieten der Pathologie und Immunität und befaßte sich mit Toxinen und Antitoxinen der Cholera. Er hat sich auch Verdienste um die Bekämpfung der Syphilis erworben. Außerdem glaubte er, in der Sauermilch das Mittel gegen jede Autointoxikation und damit auch gegen das vorzeitige Altern zu sehen, nachdem er gehört hatte, daß

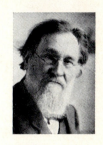

die Bulgaren, die viel Sauermilch zu sich nahmen, häufig über 100 Jahre alt werden. Für seine 1884 veröffentlichte Phagozytentheorie erhielt er 1908 den Nobelpreis.

*Literatur:* Olga Metschnikoff: Vie d'Elie Metschnikoff (1920); A. Besredka: Histoire d'une idée; L'oeuvre de Metschnikoff (1921); Paul de Kruif: Mikrobenjäger (5. Aufl. 1935); H. Zeiß: Elias Metschnikoff, Leben und Werk (1932).

\*

**Curschmann,** Heinrich (1846—1910), Professor für innere Medizin in Leipzig. Er hat zahlreiche Arbeiten mit wichtigen und neuen Beobachtungen über das Gebiet der Infektionskrankheiten (Pocken, Fleckfieber, Typhus) und über Bronchialasthma, Abdominaltyphus, Blattern usw. geschrieben. Besonders bekannt wurde er durch seine Entdeckung der Curschmannschen Spiralen im Auswurf bei Bronchialasthma; er beschrieb ferner die Zuckergußleber. Curschmann war eine Autorität auf dem Gebiet des Krankenhauswesens (Organisator des Krankenhauses Hamburg-Eppendorf).

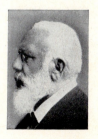

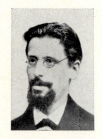

**Weil,** Adolf (1848—1876), Professor der inneren Medizin in Berlin und Dorpat. Er entdeckte und beschrieb einen fieberhaften Ikterus, die später nach ihm benannte Weilsche Krankheit. Außerdem beschäftigte er sich eingehend mit der physikalischen Diagnostik und begründete die Unterscheidung des geschlossenen und offenen Pneumothorax auf die Auskultation der Arterien und Venen.
*Literatur:* P. Diepgen, Unvollendete (1960).

\*

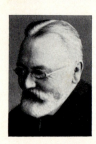

**Gaffky,** Georg (1850—1918), Professor der Hygiene in Gießen, wurde 1904 Nachfolger von Robert Koch am Institut für Infektionskrankheiten in Berlin. 1897 leitete er eine Pestexpedition in Indien. Ihm gelang, unterstützt von Eberth und Koch, die erste Reinkultur der Typhuserreger, die damals auch Gaffky-Ebertsche Bazillen genannt wurden.

\*

**Forel,** Auguste (1848—1931), schweizerischer Psychiater und Entomologe, Professor in Zürich und Leiter der Irrenanstalt

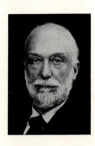

in Berghölzli. Er hat sich mit der Anatomie des Gehirns (Entdeckung des Ursprungs des Hörnerven) und mit der Lehre vom Hypnotismus befaßt. Ferner erwarb er sich Verdienste als Vorkämpfer der Abstinenzbewegung (gründete die erste Trinkerheilstätte der Schweiz in Ellikon und führte den Guttemplerorden ein) und der Volkserziehung. Auf Grund von Untersuchungen über die Zurechnungsfähigkeit erstrebte er eine Reform des Strafrechts. Nebenbei war er einer der besten Kenner der Insektenwelt.

*Literatur:* H. Buess: Schweizer Ärzte als Forscher, Entdecker und Erfinder (Basel, 1945); A. v. Muralt: A. F. 1918.

\*

**Fraenkel,** Albert (1848—1916), Leiter der Inneren Abteilung im Krankenhaus Am Urban in Berlin, gelang 1884 der Nachweis und die Züchtung des Diplokokkus pneumoniae, des Erregers der Lungenentzündung, aus dem Exsudat der pneumonischen Lunge. Er hat besonders auf dem Gebiet der experimentellen Pathologie, der Herz- und Lungenkrankenheiten sowie der Leukämie gearbeitet.

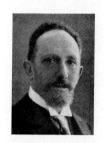

\*

**Bang,** Bernhard (1848—1932), dänischer Arzt und Tierarzt, Professor an der Tierärztlichen Hochschule Kopenhagen, entdeckte den Abortuserreger des Rindes als Ursache des „seuchenhaften Verwerfens" (Bangsche Krankheit). Auch als Krankheit der Hausschweine ist sie von großer Bedeutung. Die Bangsche Krankheit geht auch nicht selten auf den Menschen über (infizierte Milch, Käse usw.), sie zählt zu den Krankheiten, die als „undulierendes Fieber" oder „Brucellosen" bezeichnet werden und typische Zoonosen sind. Bang entwickelte außerdem ein Verfahren zur Bekämpfung der Rindertuberkulose.

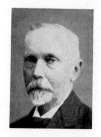

**Gärtner,** August (1848—1934) wurde in Ochtrup (Westf.) als Sohn eines Arztes geboren, studierte am kgl. preuß. medizi-

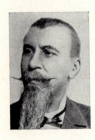

nisch-chirurgischen Friedrich-Wilhelm-Institut, der späteren Pepiniere, und legte 1873 sein medizinisches Staatsexamen ab. Von 1874—1884 besuchte er als Marinearzt fast alle Länder Europas, Asiens sowie Mittel- und Südamerikas und verschaffte sich einen weltweiten Überblick über das Seuchengeschehen. Anschließend erhielt er ein zweijähriges Kommando an das Kaiserliche Gesundheitsamt Berlin, wo er mit Löffler, Gaffky und Robert Koch zusammen an der Erforschung der Infektionskrankheiten arbeitete. 1886 übernahm er den Hygiene-Lehrstuhl in Jena und baute dort auch ein bedeutendes Hygiene-Institut auf. 1888 entdeckte er das seinen Namen tragende Bact. enteridis. Auf dem Gebiete der Hygiene befaßte er sich besonders mit der Wasserhygiene. Nach grundlegenden Arbeiten über die Untersuchung und Beurteilung des Wassers hat er die bekannte 1906 erschienene „Anleitung für die Einrichtung, den Betrieb und die Überwachung öffentlicher Wasserversorgungsanlagen, welche nicht ausschließlich technischen Zwecken dienen", bearbeitet. Seine großen Standardwerke sind der „Leitfaden der Hygiene" (1895) und „Die Hygiene des Wassers" (1915). G. gehörte als einer der letzten zu den Hygienikern, die das Gebiet der Hygiene noch in seiner Gesamtheit zu übersehen vermochten.

*Literatur:* Zeitschrift des Deutschen Vereins von Gas- und Wasserfachmännern (DVGW), 1960, S. 1293.

\*

**Pawlow,** Iwan Petrowitsch (1849—1936), Professor der Pharmakologie und später der Physiologie an der Militärmedizinischen Akademie und Leiter der Physiologischen Abteilung des Instituts für experimentelle Medizin in St. Petersburg. Seine sehr eingehenden experimentellen Untersuchungen über die Absonderung der Drüsen im Verdauungskanal führten ihn zur Aufstellung der Lehre von den bedingten Reflexen. Er hoffte, durch diese Methode Zugang zur Hirnrinde zu finden und die Physiologie des Gehirnteils zu erforschen, in dem sich die psychischen

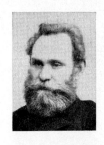

Vorgänge abspielen. So sind seine Verdienste um die grundlegenden Erkenntnisse der Nervenphysiologie unbestritten groß. Er arbeitete auch noch über die Innervation des Herzens und die Bedeutung der Leber. Für seine Arbeiten erhielt er 1904 den Nobelpreis für Medizin. 1940 gab die Akademie der Wissenschaften seine gesammelten Werke neu heraus.

*Literatur:* V. Junk: Die Nobelpreisträger (1930); H. E. Sigerist: Große Ärzte (6. Aufl. 1970); K. Kolle: Große Nervenärzte (1956); Die berühmten Ärzte, Aulis Verlag Deubner & Co., KG.

\*

**Reed,** Walter (1851—1902), amerikan. Bakteriologie und Professor an der militärischen Akademie in Washington, erforschte den Infektionsmodus des Gelbfiebers, den Ansteckungsgang und erbrachte den Nachweis, daß der Überträger die Gelbfiebermücke (Aedes aegypti) ist. Er trug wesentlich dazu bei, wirksame Mittel zur Verhütung der Seuche zu finden und die Erkrankungs- und Todesziffern zu senken.

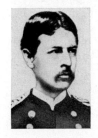

*Literatur:* Howard A. Kelley: Walter R. and Yellow fever (1907), G. Olpp: hervorragende Tropenärzte (1932), J. Amer. Med. Ass. 182 (1962).

**Loeffler,** Friedrich (1852—1915), Professor der Hygiene in Greifswald und Mitglied des Kaiserlichen Gesundheitsamtes in Berlin, bewies experimentell das Zustandekommen der Immunität nach Überstehen einer Bakterienkrankheit. Er ent-

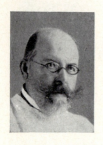

deckte zuerst den Erreger der Rotzkrankheit der Pferde, dann den des Schweinerotlaufs und 1884 den Erreger der Diphtherie des Menschen, im Anschluß daran den der Diphtherie der Kälber und der Tauben. 1891 fand er den Erreger des Mäusetyphus. Bei seinen Forschungen über die Maul- und Klauenseuche entdeckte er die filtrierbaren Bakterien, eine Entdeckung, die die Virusforschung auslöste. Es gelang ihm die Herstellung eines wirksamen Serums gegen Maul- und Klauenseuche. Er bereicherte außerdem die bakteriologische Technik durch zahlreiche Methoden, u. a. auch durch ein besonderes Verfahren, Antikörper zu gewinnen.

*Literatur:* Nachruf, Dtsch. med. Wschr. 1915.

\*

**Fischer,** Emil (1852—1919), Chemiker und Professor in Erlangen, Würzburg und Berlin. Er erhielt 1902 den Nobelpreis

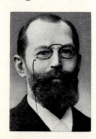

für Chemie für die Konstitution und Synthese des Traubenzuckers sowie für seine Arbeiten über Purinkörper, die zur Synthese des Coffeins führten. Ferner gelang ihm bei der Forschung über Eiweißstoffe die Rückführung der Eiweißkörper auf Aminosäuren und die Synthese von Polypeptiden. Von der Gesellschaft deutscher Chemiker wird für Verdienste um die organische Chemie die Emil-Fischer-Gedenkmünze verliehen.

*Literatur:* Aus meinem Leben (1922), K. Hoesch: E. F. sein Leben und sein Werk (1921), M. Bergmann in: G. Bugge, das Buch der großen Chemiker II (1930), Bonin: Nobelpreisträger der Chemie.

\*

**Möbius,** Paul (1853—1907), Neurologe in Leipzig, erkannte 1886 bei Basedow die Störung der Augenkonvergenz, das sog. Möbiussche Zeichen. Er arbeitete über die pathologischen Züge genialer Menschen und hat das Verdienst, erstmals die Grenzzustände erkannt zu haben. Auch schrieb er über die körperlichen und geistigen Geschlechtsunterschiede. Die Bezeichnung Metasyphilis für Tabes und Paralyse wurde von ihm eingeführt.

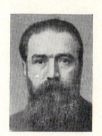

*Literatur:* Deutsche Irrenärzte, hg. v. Th. Kirchhoff, Bd. 2 (1924); K. Kolle: Große Nervenärzte, Bd. 3 (1962).

\*

**v. Mikulicz-Radecky,** Johann (1850—1905), Schüler von Billroth, Professor der Chirurgie in Krakau, Königsberg und Breslau, förderte die Operationen in der Brust- und Bauchhöhle, so die Ösophagoskopie und die Chirurgie des Ösophagus, Eingriffe in die Brusthöhle unter vermindertem Luftdruck und Drainage und Tamponade der Bauchhöhle (sog. Mikulicz-Tamponade). In die aseptische chirurgische Technik führte er die Zwirnhandschuhe und den Mundschutz ein.

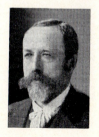

*Literatur:* Nachruf von W. Anschütz in der Berl. Klin. Wschr., Jg. 42 (1905); Gedenkband für Joh. v. Mikulicz-Radecky, redigiert v. W. Kausch (1907).

**Kitasato,** Shibasaburo, Baron (1852—1931), japanischer Bakteriologe, Schüler von Robert Koch, schuf mit Behring die Serumtherapie. 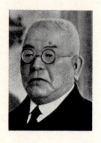 Nachdem ihm die erste Reinzüchtung des Tetanusbazillus gelungen war, beteiligte er sich wesentlich an der Entdeckung des Tetanusserums. Er erhielt in Berlin den Professortitel und entdeckte nach seiner Rückkehr nach Japan während einer Epidemie in Hongkong 1894 den Pest-Erreger. Seit 1914 leitete er das Kitasato-Institut für Infektionskrankheiten in Tokio. Er bildete eine große Anzahl hervorragender Schüler aus, begründete verschiedene japanische wissenschaftliche Gesellschaften und förderte als Mitglied des Oberhauses die ärztlichen Standesinteressen in Japan.

\*

**Ehrlich, Paul** (1854—1915), Professor der Chemie in Berlin und Serumforscher, wurde 1906 Direktor des Instituts für experimentelle Therapie und des Georg-Speyer-Hauses in Frankfurt/Main. Als vielseitiger Pathologe, Immunitätsforscher und Pharmakologe führte er zahlreiche neue Färbeverfahren an totem Gewebe und durch intravenöse Injektionen 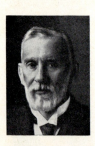 von Farbstoffen am lebenden Organismus ein. Er entdeckte die Methylenblaufärbung der lebenden Nervensubstanz und lieferte ein vorzügliches Verfahren zum Nachweis der Tuberkelbakterien. Ferner beschrieb er als neue Harnprobe die Diazoreaktion und stellte durch seine serologischen Untersuchungen in der Seitenkettentheorie die Immunitätslehre auf eine neue theoretische Basis. Er prägte die Grundbegriffe der aktiven und passiven Immunität. Als Schöpfer der modernen Chemotherapie hat er mit seinen Mitarbeitern das

Salvarsan entwickelt als Heilmittel gegen die Syphilis, das Rückfallfieber, die Frambösie u. a. Krankheiten. Ehrlich wurde mit Ehren überschüttet und erhielt 1908 den Nobelpreis.

*Literatur:* Paul Ehrlich, Festschrift zum 60. Geburtstag (1914); de Kruif: Mikrobenjäger (5. Aufl. 1935); H. Loewe: Paul Ehrlich, Schöpfer der Chemotherapie (1950); H. E. Sigerist: Große Ärzte (6. Aufl. 1970); Die berühmten Ärzte, Aulis Verlag Deubner & Co., KG.

\*

**v. Behring,** Emil (1854—1917), 1880 Militärarzt, dann Assistent am Berliner Hygiene-Institut, ging 1890 zu Koch an das neue Institut für Infektionskrankheiten.
1894 wurde er Professor für Hygiene in Halle und 1895 in Marburg. Er befaßte sich vorwiegend mit Immunitätsfragen und wurde der Begründer der Serumtherapie. So fand er im Blutserum diphtheriekranker Tiere das Diphtherieantitoxin, das sowohl im Tierkörper wie im Reagensglas die Fähigkeit besitzt, Diphtherietoxin zu binden. Es haben also Tiere, die mit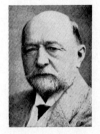
Diphtheriegift immunisiert worden sind, große Mengen Antitoxin in ihrem Blut. So erkannte Behring, daß dieses Diphtherieantitoxin, dem Menschen eingespritzt, einen Heilwert besitzt, wenn die Krankheit bereits ausgebrochen ist, da hiermit dem Organismus, der selber Antitoxin bildet, künstlich nachgeholfen wird, die Toxine zu binden und schließlich die Krankheit abzuwehren. Es wurde somit die passive Immunisierung geschaffen.
Die Diphtherie, die eine der gefürchtetsten Kinderkrankheiten war, hatte ihre Schrecken verloren. Die Sterblichkeit betrug im Jahre 1925 nur noch 10% derjenigen vom Jahre 1877. Das gleiche Prinzip der Serumtherapie wandte Behring beim Tetanus an nach der Entdeckung des spezifischen Antitoxins. Er schrieb u. a. die Geschichte der Diphtherie 1893 und eine

„Einführung in die Lehre von der Bekämpfung der Infektionskrankheiten". Behrings Verdienste wurden öffentlich anerkannt durch Verleihung des Nobelpreises im Jahre 1901.

*Literatur:* H. Zeiß und R. Bieling: Behring (1940); P. Schaaf: R. Koch und Emil v. Behring, Ursprung und Geist einer Forschung (1944); H. E. Sigerist: Große Ärzte (6. Aufl. 1970); Die berühmten Ärzte, Aulis Verlag Deubner & Co., KG.

\*

**Kraepelin,** Emil (1856—1926) in Neustrelitz geboren, studierte in Leipzig und Würzburg und promovierte 1878. Er war schon als Student an der Psychiatrie sehr interessiert und wurde für seine Arbeit „Über den Einfluß akuter Krankheiten auf die Entstehung von Geisteskrankheiten" mit einem Preis der Würzburger Fakultät ausgezeichnet. Nach seiner Promotion war er zunächst an der Münchner Kreisirrenanstalt tätig, ging 1882 vorübergehend nach Leipzig an die Erbsche Klinik und habilitierte sich dort. Nachdem er 1885 für ein Jahr an der Heil- und Pflegeanstalt in Dresden tätig war, kam er 1886 als Professor der Psychiatrie nach Dorpat, 1890 nach Heidelberg und 1894 wieder nach München. Sein Lehrbuch der Psychiatrie, das zahlreiche Auflagen erlebte, war richtungsweisend für die wissenschaftliche Psychiatrie. In München entfaltete er eine rege wissenschaftliche Tätigkeit, nicht zuletzt auch als erfolgreicher Lehrer. Dank seiner unermüdlichen Tatkraft wurde 1917 eine Forschungsanstalt für Psychiatrie gegründet, an der anerkannte Forscher wirkten. K. hat eine Systematik der psychischen Krankheiten entworfen, die noch heute als gültige Grundlage der Psychiatrie anerkannt ist. Er wird als Begründer naturwissenschaftlicher Untersuchungsmethoden in der Psychiatrie verehrt.

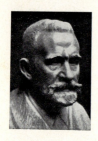

*Literatur:* K. Kolle: Große Nervenärzte (1960); Die berühmten Ärzte, Aulis Verlag Deubner & Co., KG.

**Freud,** Sigmund (1856—1939), Professor für Nervenleiden in Wien und Begründer der Psychoanalyse. Er studierte in Paris und Nancy seelische Erkrankungen ohne organischen Befund (Neurosen, Hysterien, Suggestionen und Hypnosen). Die von ihm entwickelte analytische Methode führte zu völlig neuen Einsichten in die Triebdynamik; es setzte sich mit ihm der Begriff des Unterbewußten in der Psychologie durch. Diese Theorie umgreift fast alle Gebiete des Kulturlebens. Freud erhielt 1930 den Goethepreis, wurde 1936 Foreign Member der Royal Society, London, und emigrierte 1938 nach London.

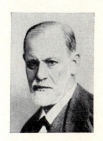

*Literatur:* Gesammelte Werke, 18 Bde. (London 1940); C. E. Maylan: Freuds tragischer Komplex (1929); F. Wittels: Freud and His Time (New York 1931); L. Andreas-Salomé: Mein Dank an Freud (Wien 1931); E. Ludwig: Der entzauberte Freud (1946); K. Kolle: Große Nervenärzte (1956).

\*

**Bechterew,** Wladimir (1857—1927), russischer Psychiater und Neurologe, Professor in Petersburg, beschrieb eine entzündliche systemhafte Erkrankung des gesamten Gelenk- und Bandapparates der Wirbelsäule, die Spondylarthritis ankylopoetica oder Bechterewsche Krankheit.

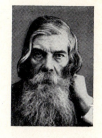

*Literatur:* Autobiographie: Die Medizin der Gegenwart in Selbstdarstellungen, 6 (1927).

\*

**Wagner von Jauregg,** Julius (1857—1940), Professor der Psychiatrie in Graz und Wien. Nach grundlegenden Studien

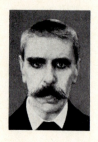
über den Kretinismus beschäftigte er sich im Hinblick auf das Kropfproblem mit der Therapie des Kretinismus durch Schilddrüsenextrakt und der Bekämpfung des Kropfes durch minimale Jodgaben. 1887 begann er mit Versuchen, Geisteskranken zu therapeutischen Zwecken fieberhafte Krankheiten einzuimpfen. 1917 führte er mit Impfmalaria ein erfolgreiches und gefahrloses Heilmittel gegen die progressive Paralyse ein. Ferner befaßte er sich grundlegend mit der gerichtlichen Psychiatrie. 1927 erhielt er den Nobelpreis für Medizin.

*Literatur:* K. Kolle: Große Nervenärzte (1956); Die berühmten Ärzte, Aulis Verlag Deubner & Co., KG.

\*

**Neisser,** Albert (1855—1916), Professor der Dermatologie in Breslau, entdeckte 1879 den Erreger der Gonorrhoe, den Gonococcus, und beschrieb den von Hansen entdeckten Leprabazillus mit Hilfe der modernen Färbemethoden. Als einer der ersten vertrat er die Ansicht, daß der Lupus vulgaris tuberkulöser Natur ist. Er befaßte sich hauptsächlich mit der Bekämpfung der Geschlechtskrankheiten (Untersuchung der Prostituierten, Ehekonsens) und mit bakteriologischen Fragen. Auf mehreren Forschungsreisen nach Batavia erweiterte er seine Studien über die Syphilis. 1902 gründete er die „Deutsche Gesellschaft zur Bekämpfung der Geschlechtskrankheiten".

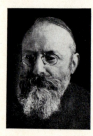

*Literatur:* Blaschke, Mitteilungen der Deutschen Gesellschaft zur Bekämpfung der Geschlechtskrankheiten, Bd. 14 (1916).

**Babinski,** Joseph (1857—1932), als Sohn polnischer Eltern in Paris geboren, Neurologe und Direktor der Klinik bei Charcot an der Salpêtrière und seit 1914 Mitglied der Medizinischen Akademie. Seine bedeutenden Arbeiten betreffen die Reflexe, die Physiopathologie des Kleinhirns, die Tabes und die Hysterie. Der „Babinski-Reflex" (Dorsalflexion der Großzehe nach Bestreichen der Fußsohle) als Zeichen einer Pyramidenbahnläsion ist aus der Diagnostik nicht mehr fortzudenken.

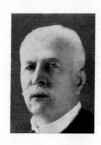

*Literatur:* K. Kolle: Große Nervenärzte, Bd. 2 (1959); Die berühmten Ärzte, Aulis Verlag Deubner & Co., KG.

\*

**Nocht,** Bernhard (1857—1945), Tropenarzt und Professor für Tropenhygiene in Hamburg, gründete 1900 das seit 1942 nach ihm benannte Institut für Schiffs- und Tropenkrankheiten in Hamburg, welches nach ihm die Professoren Fülleborn (1930—1933), Mühlens (1933—1943) und Nauck (1943—1963) leiteten. Nocht betrieb Studien über die Ätiologie des Schwarzwasserfiebers und über die Malaria, bei der er die Behandlung mit leichten Chinindosen einführte.

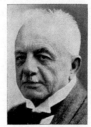

*Literatur:* G. Olpp: Hervorragende Tropenärzte (1932), Münch. med. Wschr. 95 (1953), Zschr. Tropenmedizin 8 (1957).

\*

**Schleich,** Karl-Ludwig (1859—1922), Chirurg in Berlin, teilte auf dem Chirurgenkongreß 1892 die von ihm erfundene

Infiltrationsanästhesie mit, die erste brauchbare Methode der örtlichen Schmerzbetäubung. Aus ihr entwickelte sich die 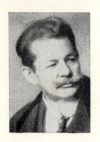 örtliche Schmerzverhütung weiter, wodurch die allgemeine Narkose bedeutend eingeschränkt wurde. 1894 verfaßte er die Schrift „Schmerzlose Operationen. Örtliche Betäubung mit indifferenten Flüssigkeiten".
Schleich ist auch als Schriftsteller sehr bekannt geworden, besonders durch sein Werk „Von der Seele" (1910, 29. Aufl. 1928); „Es läuten die Glocken" (1912, 84. Aufl. 1930) und durch die Selbstbiographie „Besonnte Vergangenheit" (1921, 206.—855. Tausend 1930).

\*

**Curie,** Pierre (1859—1906), Professor der Physik an der Sorbonne in Paris und Mitglied der Akademie 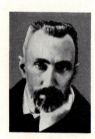 der Wissenschaften. Er entdeckte neben aufschlußreichen Untersuchungen über das Verhalten paramagnetischer und ferromagnetischer Stoffe gemeinsam mit seiner Frau Marie Curie und Professor Becquerel die radioaktiven Elemente Polonium und Radium. Alle drei gemeinsam erhielten hierfür 1903 den Nobelpreis für Physik.
*Literatur:* Mme. Curie: Pierre Curie (Wien 1950).

\*

**v. Müller,** Friedrich (1858—1941), Professor für innere Medizin in Bonn, Breslau, Marburg, Basel und München; er war einer der hervorragendsten Kliniker und Universitätslehrer der jüngsten Vergangenheit. Seine Studien erstreckten sich besonders auf die Erkrankungen des Stoffwechsels, des Nervensystems, der Atmungsorgane und der Nieren. Auf der Naturforscherversammlung in Meran 1905 stellte er den Begriff der Nephrose auf, womit er die degenerativen Erkrankungen der Niere bezeichnete. Das von ihm mit seinem Würzburger Kollegen Otto Seifert verfaßte „Taschenbuch der medizinisch-klinischen Diagnostik" erfreut sich noch heute großer Beliebtheit.

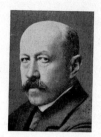

*Literatur:* Thannhauser: Friedrich von Müller zum 70. Geburtstag (Dtsch. med. Wschr., 54. Jahrg., 1928); F. v. Müller, Lebenserinnerungen (1951); H. E. Sigerist: Große Ärzte (6. Aufl. 1970). Die berühmten Ärzte, Aulis Verlag Deubner & Co., KG.

\*

**Ross,** Sir Ronald (1857—1932), Tropenarzt und Professor in Liverpool, seit 1926 Chefdirektor des nach ihm benannten Ross-Institute and Hospital for Tropical Diseases in London. Ihm ist nach jahrelangen Studien in Indien und Afrika der Nachweis zu verdanken, daß Stechmücken die Malaria verbreiten. Er erhielt 1902 den Nobelpreis für Medizin und wurde 1911 in den Adelsstand erhoben. Zuvor hatte Charles Louis Alphonse Laveran (1845 —1922) als Militärarzt in Algier 1880 die Malariaparasiten im Blut der Kranken entdeckt, wofür er 1907 den Nobelpreis erhielt.

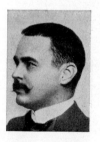

Außerdem war der Zoologe Giovanni Battista Grassi (1854—1925) an der Entdeckung einer Mücke als Malariazwischenwirt wesentlich beteiligt.

*Literatur:* Nachruf von F. F. Kleine in: Dt. Med. Wochenschr., 58 (1932); G. Olpp: Hervorragende Tropenärzte (1932).

**Bier,** August (1861—1949), Professor der Chirurgie in Greifswald, Bonn und Berlin, ein hervorragender Operateur, führte die Rückenmarksanästhesie nach Versuchen am eigenen Körper ein. Er arbeitete grundlegend über Heilung und Regeneration von Wunden und trat für die Hyperämie als Heilmittel (Biersche Stauung durch Gummibinde bzw. Saugglocke) ein.

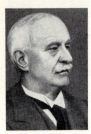

Als Förderer der Leibesübungen, besonders auch bei Kriegsversehrten, wurde er 1920 erster Rektor der Hochschule für Leibesübungen in Berlin. Außerdem erkannte er die Berechtigung der Homöopathie in den ihr gezogenen Grenzen an und stärkte das Vertrauen zu den Heilkräften der Natur. Er war führend und richtunggebend in den neuesten Auffassungen von der Medizin und befaßte sich grundlegend mit dem Leib-Seele-Problem in seinem 1939 erschienenen Buch „Die Seele".

*Literatur:* K. Vogeler: August Bier (1941).

\*

**Eiselsberg,** Anton, **Freiherr von** (1860—1939) wurde in Oberösterreich geboren, studierte an den Universitäten Wien,

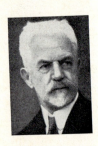

Würzburg, Zürich und Paris, promovierte 1884 in Wien und trat in die Billroth'sche Klinik ein. 1890 habilitierte er sich für Chirurgie in Wien und kam als Ordinarius über Utrecht und Königsberg 1901 wieder nach Wien zurück an die erste Chirurgische Klinik. Neben dem Ausbau der modernen Magen- und Darmchirurgie, der Gehirn- und Rückenmarkoperationen befaßte er sich auch intensiv mit bakteriologischen Themen (Eiterkokken im Blut und im Schweiß, Tetanus, Impftuberkulose) und mit experimentellen Untersuchungen über die Schilddrüse, die in zahlreichen Veröffentlichungen niedergelegt sind. Mit F. Müller war er Herausgeber der „Mitteilungen aus den Grenzgebieten der Medizin und Chirurgie". Von E. bildete eine angesehene Schule hervorragender Chirurgen aus, da er nicht nur ein ausgezeichneter Operateur sondern auch ein unermüdlicher und hingebungsvoller Lehrer war.

\*

**Döderlein,** Albert (1860—1941), Professor für Gynäkologie in Groningen, Tübingen und München und Direktor der dortigen Frauenkliniken. Er hat richtunggebend über die bakterielle Scheidenflora sowie über die Bakteriologie des Wochenbetts gearbeitet und die Gummihandschuhe in die Geburtshilfe eingeführt. Im übrigen hat er sich Verdienste um die Verhütung des Kindbettfiebers und die Schmerzbekämpfung in der Geburt erworben. Auch die Technik geburtshilflicher (Kaiserschnitt) und gynäkologischer Operationen (Myom- und Krebsoperationen) hat er 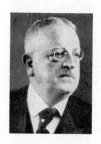 weiter ausgebaut und die Strahlentherapie bei Krebs gefördert.
*Literatur:* W. Stoeckel: Albert Döderlein: Zbl. f. Gynäkol., 66 (1942).

\*

**v. Krehl,** Ludolf (1861—1937), Professor für innere Medizin in Jena, Marburg, Greifswald, Göttingen, Straßburg und Heidelberg, schuf eine neue Betrachtungsweise der klinischen Probleme und hat besonders die Physiologie und Pathologie des Kreislaufs und der Wärmeregulation entscheidend gefördert. Er wurde 1931 Direktor des Instituts für Pathologie am Kaiser-Wilhelm-Institut für medizinische Forschung.
*Literatur:* R. Siebeck: Patholog. Physiologie und Klinik, Ludolf v. Krehl zum 70. Geburtstag (1932); V. v. Weizsäcker: Ludolf v. Krehl (1937).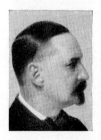

**Widal,** Ferdinand (1862—1929), Professor für Pathologie und für innere Medizin in Paris. Bei der Beschäftigung mit der Typhusschutzimpfung verfolgte er den Gedanken Grubers (Max. v. G., 1853—1927, Professor für Hygiene in München), 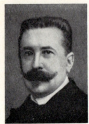 indem er die Typhusagglutinationsprobe für die klinische Diagnostik verwirklichte, bekannt als Gruber-Widalsche Reaktion. Während des ersten Weltkrieges wurde die von ihm eingeführte Typhusschutzimpfung in allen Armeen zwangsweise durchgeführt. Bedeutsam sind auch seine Forschungen über die funktionelle Diagnostik der Nierenkrankheiten.

*Literatur:* A. Lemierre in Journal d'urologie médicale et chirurgicale, Bd. 27 (1929); C. Achard im Progrès médical, Bd. 44 (1929); Die berühmten Ärzte, Aulis Verlag Deubner & Co., KG.

\*

**Czerny,** Adalbert (1863—1941), Kinderarzt und Professor in Breslau, Straßburg und Berlin, war einer der Begründer der 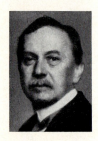 modernen Kinderheilkunde. Er verfaßte zahlreiche Arbeiten über die Ernährung im Säuglings- und Kindesalter und ihre Störungen. Ferner begründete er die Lehre von der exsudativen Diathese.

*Literatur:* Autobiographie: Die Paediatrie meiner Zeit, 1939; H. Hartmann: Gesunde Kinder, das Lebenswerk Adalbert Czernys, 1938; G. Bessau: Adalbert Czerny, Monatsschrift für Kinderheilkunde 89 (1941).

\*

**His,** Wilhelm (1863—1934), Professor der inneren Medizin in Basel, Göttingen und Berlin, Sohn des Professors der Anatomie Wilhelm His (förderte die Histologie und Embryologie),

beschrieb 1893 das nach ihm benannte
Muskelbündel (Hissches Bündel) im Reizleitungssystem des Herzens an der Kam-
merscheidewand. Er ist der Verfasser
vielseitiger klinischer Arbeiten, insbesondere über Herz- und Kreislauferkran-
kungen, und schrieb eine Geschichte der
medizinischen Klinik in Leipzig und eine
Lebensbeschreibung seines Vaters.

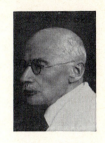

*Literatur:* v. Schilling: Arch. Klin. Med., 177 (1935).

\*

**Wertheim,** Ernst (1864—1920), Professor für Geburtshilfe und Gynäkologie an der Frauenklinik Wien. Ihm gelang es, einen für die Reinkultur und Weiterverimpfung brauch-baren Nährboden für den Gonokokkus zu finden. Er vervollkommnete im Kampf mit dem Uteruskarzinom die abdomi-nale Radikaloperation (Wertheimsche Operation) und förderte in unermüdlicher Arbeit auch die vaginale Operations-technik.

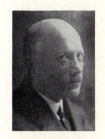

\*

**Braun,** Heinrich (1862—1934), Chirurg und Chefarzt des da-mals Kgl. sächs. Krankenstifts in Zwickau, hat sich besonders um den Ausbau der Lokalanästhesie — Verbindung von Novo-cain mit Suprarenin — verdient gemacht, sowie um das Problem der Lagerung ver-letzter und erkrankter Gliedmaßen (Braun-sche Schiene). An dem großen Werk „Chirurgische Operationslehre" von Bier, Braun und Kümmell war er mit dem Beitrag „Allgemeine Operationslehre" beteiligt.

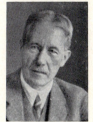

*Literatur:* Medizin der Gegenwart in Selbstdarstellungen, Bd. 5 (1925); D. Kulenkampff: Münch. med. Wschr., Jg. 81 (1934).

\*

**Calmette,** Albert (1863—1933), Professor der Hygiene und 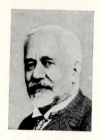 Bakteriologie und Direktor des Pasteurschen Instituts in Lille, später Abteilungsleiter im Pariser Pasteur-Institut, führte die sogenannte BCG-Schutzimpfung (Bacille Calmette-Guérin) gegen Tuberkulose ein. Der von ihm hergestellte Impfstoff enthält durch viele wiederholte Überimpfungen avirulent gemachte Tuberkelbazillen. Diese Impfung bewährt sich in zunehmendem Maße im Kampf gegen die Tuberkulose.

*Literatur:* Calmette: Die Schutzimpfung gegen Tuberkulose mit BCG (1929).

\*

**Wenckebach,** Karel Frederik (1864—1940), Professor für 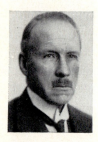 innere Medizin in Groningen, Straßburg und Wien. Neben den Arbeiten auf embryologischem Gebiet beschäftigte er sich später hauptsächlich mit dem Studium der Pathologie und Klinik der Herz- und Kreislaufkrankheiten („die unregelmäßige Herztätigkeit und ihre klinische Bedeutung"). Nach ihm sind das Wenckebachsche Bündel und die Wenckebachschen Perioden benannt.

\*

**Leishman,** Sir William Boog (1865—1926) engl. Militärarzt und Präsident der Royal-Society of Tropical Medicine and Hygiene entdeckte 1903 in Indien den Erreger der Kala-Azar, der nach ihm und Charles Donovan (1863 —1951) — der zur gleichen Zeit in Kalkutta den Erreger fand — Leishmania Donovani genannt wurde. Leishmaniosen werden eine Gruppe tropischer Infektionskrankheiten genannt, die teils mit nur örtlichen Erscheinungen an der Haut teils auch mit Allgemeininfektionen einhergehen.

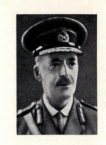

*Literatur:* G. Olpp: Hervorragende Tropenärzte (1932).

\*

**Wassermann,** August (1866—1925), Vorstand der Abteilung für experimentelle Therapie und Biochemie des Kochschen Instituts für Infektionskrankheiten in Berlin, 1913 Professor und Leiter des Instituts für experimentelle Therapie der Kaiser-Wilhelm-Gesellschaft Berlin-Dahlem. Er war wesentlich am Aufbau der modernen Immunitätslehre beteiligt und entdeckte die nach ihm benannte Blutreaktion bei Syphilis (Wassermannsche Reaktion), durch die er weltbekannt wurde. Auch die Tuberkulose- und Krebsforschung hat er sehr gefördert.

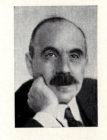

*Literatur:* Nachruf von R. Kraus: Seuchenbekämpfung, Jahrg. 2 (1925), und E. Friedberger, Zschr. Immunit.-Forsch., Bd. 43 (1925).

\*

**Kruse,** Walther (1864—1943), Professor der Hygiene in Königsberg, Bonn und Leipzig, arbeitete über Protozoen und die Bakteriologie der Darmerkrankungen. 1900 gelang es ihm, zusammen mit dem Japaner Shiga, den Ruhrerreger, den Shiga-Kruse-Bazillus, zu finden.

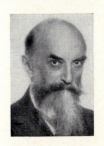

*Aufnahme:* Bildarchiv der Universitätsbibliothek, Leipzig.

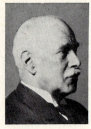
**Feer,** Emil (1864—1955), Schweizer Kinderarzt, Professor der Kinderheilkunde und Direktor der Kinderklinik in Heidelberg, seit 1911 in Zürich. Nach ihm ist die Feersche Krankheit benannt, die infantile Akrodynie, eine vegetative Neurose des Kleinkindes. Außerdem gab er ein bekanntes Lehrbuch der Kinderheilkunde und die „Diagnostik der Kinderkrankheiten" heraus.

*

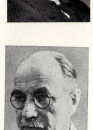
**Sudeck,** Paul (1866—1938), Professor der Chirurgie an der Universität Hamburg. Neben der Begutachtung auf dem Gebiet der Unfall- und Invalidenversicherung ist er mit einem besonderen Beitrag zum Handbuch der chirurgischen Operationslehre über Hernien hervorgetreten. Nach ihm benannt ist das Sudecksche Syndrom, eine Gliedmaßendystrophie, die neben Durchblutungsstörungen eine Atrophie der Knochen zeigt.

*Literatur:* C. Blumensaat in: Hefte zur Unfallheilkunde und Versicherungsmedizin, 51 (1956).

*

**Lexer,** Erich (1867—1938), Professor der Chirurgie in Königsberg, Jena, Freiburg und München, Schüler von Ernst v. Bergmann, ist besonders als Förderer der plastischen Chirurgie hervorgetreten. Er schrieb neben zahlreichen Handbuchbeiträgen u. a. das zweibändige Werk: „Die gesamte Wiederherstellungschirurgie" und gab das in vielen Auflagen erschienene „Lehrbuch der allgemeinen Chirurgie" heraus.

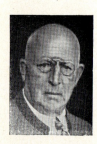

**Aschoff,** Ludwig (1866—1942), Professor für pathologische Anatomie in Marburg und Freiburg i. Br., wurde bekannt durch seine Studien zusammen mit dem Japaner Tawara über das Reizleitungssystem und die Entdeckung der „rheumatischen Knötchen" (Aschoff-Tawarascher Knoten) in dem von Wilhelm His jr. beschriebenen Herzmuskelbündel. Außerdem stellte er das retikulo-endotheliale Zellsystem auf, das für die Klärung des Stoffwechsels und die Immunitätslehre große Bedeutung erhielt. Er lieferte ferner Beiträge zur Ätiologie der Gallensteine, der Blinddarmentzündung, des Magengeschwürs und der Gelbsucht. 1936 übernahm er einen Lehrauftrag für Geschichte der Medizin und veröffentlichte mit Diepgen zusammen medizingeschichtliche Zeittafeln.

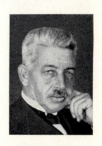

*Literatur:* F. Büchner: Gedenkrede auf Ludwig Aschoff am 5. 12. 43 (1946).

\*

**Curie,** Marie (1867—1934), Chemikerin polnischer Herkunft in Frankreich, Gattin von Pierre Curie, mit dem sie einen Teil ihrer Untersuchungen gemeinsam durchführte. Sie entdeckte als radioaktive Elemente das nach ihrer Heimat benannte Polonium und das Radium. Sie erhielt gemeinsam mit Professor Becquerel und ihrem Mann 1903 den Nobelpreis für Physik. Für die gelungene Reindarstellung des Radiums aus großen Mengen Joachimstaler Pechblende und die Bestimmung der Eigenschaften dieses Elements erhielt sie außerdem 1911 den Nobelpreis für Chemie.

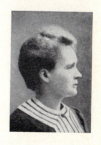

*Literatur:* Die Radioaktivität (1912); P. Ullrich: Marie Curie (1948); E. Curie: Marie Curies Leben und Wirken (Wien 1937, Neuaufl. 1952); Roman von R. Brunngraber: Radium (1936, Neuaufl. 1950).

**Bircher-Benner,** Maximilian-Oskar (1867—1939), Arzt, war Leiter eines Sanatoriums auf dem Zürichberg und wurde bekannt durch seine Heilerfolge mit Rohkost und vegetarischer Kost, die zu der nach ihm benannten „Bircher-Benner-Diät" (Müsli) führte. Anfangs sehr bekämpft, wurden seine Anschauungen durch die Vitaminforschung bestätigt. Er war ein Förderer jeder naturgemäßen Heilweise, wie Sonnen- und Luftbäder, Wasseranwendungen, Heilgymnastik und Massage. Außerdem widmete er sich besonders der seelischen Führung der Kranken.

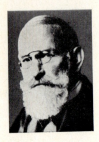

\*

**Perthes,** Georg (1869—1927), Professor der Chirurgie in Leipzig und Tübingen, förderte die Kieferchirurgie und beschrieb 1910 eine meist bei Knaben im 5.—12. Lebensjahre auftretende Erkrankung im Kopf des Oberschenkels, eine deformierende juvenile Knochen- und Knorpelentzündung der Hüfte, die Osteochondritis deformans juvenilis (Perthessche Krankheit), die vermutlich auf einer Störung der Verknöcherung beruht. Der hinkende Gang ist ähnlich dem bei einer angeborenen Hüftgelenksverrenkung.

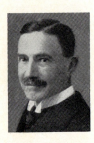

\*

**Landsteiner,** Karl (1868—1943), Professor der pathologischen Anatomie in Wien, wurde 1922 als Mitglied der Rockefeller-Institute for Medical Research nach New York berufen. Seine Untersuchungen über die Agglutinationserscheinungen des normalen menschlichen Blutes führten zur Aufstellung der verschiedenen Blutgruppen, wodurch die unentbehrliche Grundlage für die Transfusionstherapie geschaffen war. Sehr bedeutend sind auch seine Studien über die Wirkungen hämolytischer Sera und über die paroxysmale Kältehämoglobinurie. Ihm gelang außerdem die Übertragung des Virus der Poliomyelitis auf Affen. Auch über die Serumdiagnostik der Syphilis hat er grundlegende Arbeiten veröffentlicht. Er erhielt 1930 den Nobelpreis.

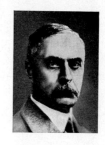

\*

**Cushing,** Harvey (1869—1939), Professor der Chirurgie an der Harvard-Universität, Cambridge/Mass. USA, entdeckte die nach ihm benannte Krankheit, das Cushing-Syndrom. Dessen Zeichen sind Fettsucht (ohne Gliedmaßen), Amenorrhoe oder Impotenz, Hypertrichose, Osteoporose und Kyphose und rote Streifen an Brust und Bauch als Folge basophiler Adenome der Hypophyse. Er gab außerdem die Behandlung von Lähmungen durch Nervenanastomose sowie die endoneurale Leitungsanästhesie an und hat viel veröffentlicht auf dem Gebiet der Chirurgie, Inneren Sekretion und Geschichte der Anatomie.

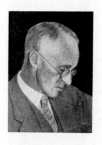

*Literatur:* E. H. Thomson: Harvey Cushing, Surgeon, author, artist (N. Y. 1950); H. E. Sigerist: Große Ärzte (6. Aufl. 1970); K. Kolle: Große Nervenärzte (1956); Die berühmten Ärzte, Aulis Verlag Deubner & Co., KG.

\*

**Holzknecht,** Guido (1872—1931), Professor für Röntgenologie in Wien, begann schon in jungen Jahren sich sehr intensiv mit der neuen Wissenschaft der Röntgenologie zu beschäftigen, die ihm große Fortschritte zu verdanken hat. So gab er das erste Dosierungsinstrument und eine Einheit der Röntgenlichtmenge an, die sogenannte Holzknecht-Einheit, und vervollkommnete während des Weltkrieges die Methoden zur Auffindung und Lokalisation von Fremdkörpern und Projek-

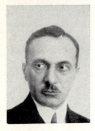

tilen. Weiter beteiligte er sich maßgebend an dem Ausbau der Röntgendiagnostik und -therapie besonders hinsichtlich der Untersuchung der Brustorgane und des Magen-Darm-Kanals sowie der Behandlung bösartiger Geschwülste. Verschiedene Bezeichnungen tragen daher auch seinen Namen. Er starb noch nicht 60jährig an den Folgen von Röntgenschädigungen aus den ersten Jahren, nachdem er während der letzten 20 Jahre seines Lebens Stück für Stück seines rechten Armes opfern mußte.

*Literatur:* H. Glaser: Österreichische große Ärzte (1935).

\*

**Stoeckel,** Walter (1871—1961), Professor der Gynäkologie und Geburtshilfe in Marburg, Kiel, Leipzig und Berlin,

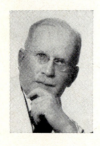

Direktor der Universitätsfrauenklinik Berlin, hat sich große Verdienste um die Entwicklung der Geburtshilfe und Gynäkologie in der neueren Zeit erworben. Er hat sich besonders mit dem Ausbau der gynäkologischen Urologie befaßt. Abgesehen von über 250 Einzelarbeiten sind seine Lehrbücher der Gynäkologie und Geburtshilfe noch heute die Standardwerke auf diesem Gebiet. Der über die Grenzen Deutschlands hinaus anerkannte Wissenschaftler und Universitätslehrer verstarb am 12. Febr. 1961.

*Literatur:* Zentralblatt Gynäk., 83 (1961); Med. Klinik, 56 (1961); Zeitschr. Geburtshilfe, 159 (1962).

**Naegeli,** Otto (1871—1938), Professor für innere Medizin und Direktor der medizinischen Klinik in Zürich, arbeitete hauptsächlich über die Blutkrankheiten (Blutkrankheiten und Blutdiagnostik, 1908). Er beschäftigte sich auch mit Unfallneurosen und der Konstitutionslehre. Nebenbei war er Mitarbeiter von Aschoffs Pathologischer Anatomie und des Handbuches der Krankheiten des Blutes und der blutbildenden Organe.

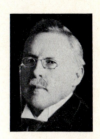

\*

**Volhard,** Franz (1872—1950), Professor der inneren Medizin in Halle und Frankfurt, Ehrendoktor zahlreicher in- und ausländischer Universitäten, hat sich besonders mit dem Studium des Magens (entdeckte das fettspaltende Ferment), des Herzens und der Nieren befaßt. Nach ihm sind der Volhardsche Wasserversuch und das Volhardsche Ölfrühstück benannt. Von seinen zahllosen Publikationen sind die Handbuchbearbeitungen des Kapitels „Niere und ableitende Harnwege" in zwei umfangreichen Bänden und seine auf vielen Kongressen gehaltenen fesselnden Referate über Nieren-, Herz- und Kreislaufthemen von besonderer Bedeutung. Er war ein international anerkannter Wissenschaftler und überragender Hochschullehrer. Zwei Jahre vor Erreichen des 80. Lebensjahres ist er an den Folgen eines schweren Autounfalls ums Leben gekommen.

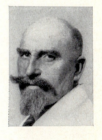

*Literatur:* H. E. Bock, „Neue Medizinische Welt" (1950); K. Stern „Die Medizinische" (1952).

**Willstätter,** Richard (1872—1942), Chemiker und Professor in München und Zürich, 1912—1915 Direktor des Kaiser-Wilhelm-Instituts für Chemie in Berlin 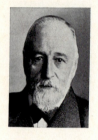 erforschte vor allem die pflanzlichen Alkaloide, die Atropine und Cocaine, deren Synthese er entwickelte. Bekannt wurde W. durch seine Forschungen und Arbeiten über Pflanzenfarbstoffe, insbesondere das Chlorophyll, dessen schonende Reinigung und Zerlegung in die Komponenten Chlorophyll A und B ihm gelang. Hierfür erhielt er 1915 den Nobelpreis für Chemie. Später widmete er sich der Enzymforschung.

*Literatur:* Autobiographie: Aus meinem Leben, von Arbeit, Muße und Freuden (1949), R. Kuhn: in Naturwissenschaften 36 (1949), Angewandte Chemie 61 (1949), Bonin: Nobelpreisträger der Chemie.

\*

**Schaudinn,** Fritz (1871—1906), Zoologe und Privatdozent an der Universität Berlin, befaßte sich mit der Erforschung der Malaria und wurde Leiter der Sonderabteilung der Proto- 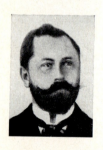 zoenforschung beim Institut für Tropenkrankheiten in Hamburg. 1905 entdeckte er zusammen mit Erich Hoffmann den lange gesuchten Erreger der Syphilis, die Spirochaete pallida, und stellte außerdem fest, daß der Erreger der tropischen Ruhr die Entamoeba histolytica ist. Von einer Expedition ins nördliche Eismeer brachte er bedeutende Erkenntnisse über die arktische Fauna mit. Zu seinem Andenken wurde die Fritz-Schaudinn-Medaille gestiftet, die für hervorragende Arbeiten in Mikrobiologie durch das Institut für Tropenkrankheiten verliehen wird.

*Literatur:* Winter: Fritz Schaudinn (Zoolog. Anz., Bd. 30, 1906); Heider: Fritz Schaudinn (1906); Max Hartmann: Fritz Schaudinn (Naturwissenschaften, Jahrg. 18, 1930); Olpp: Hervorragende Tropenärzte (1932).

\*

**v. Pirquet,** Clemens - Freiherr - (1874—1929), Professor der Kinderheilkunde in Baltimore, Breslau und Wien. Er entdeckte 1906 die von ihm so benannte Allergie und erfand die Tuberkulinreaktion, eine Kutanreaktion mit Tuberkulin auf Tuberkulose, die als Hilfsmittel bei der Erkennung der kindlichen Tuberkulose weit verbreitet ist. Von großer Bedeutung sind auch seine Studien über die Serumkrankheit und das Ernährungsproblem. Er gründete die Österreichische Gesellschaft für Volksgesundheit und wurde an die Spitze des Volksbundkomitees für Säuglingsfürsorge in Genf berufen.

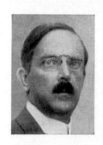

*Literatur:* Nachruf v. Czerny in der Dtsch. Med. Wschr., 55. Jg. (1929); E. Hoff: Das Leben und Wirken des Wiener Klinikers Cl. v. P. (Diss. Düsseldorf 1937); Die berühmten Ärzte, Aulis Verlag Deubner & Co., KG.

\*

**Fischer,** Eugen (1874—1967), Professor der Anatomie und Anthropologie in Würzburg, Freiburg und Berlin, Direktor des Kaiser-Wilhelm-Instituts in Berlin, emeritiert in Freiburg, befaßte sich mit der menschlichen Erblehre und Eugenik. Er erbringt durch die Erforschung der Rehobother Bastardbevölkerung am Menschen den Nachweis der Vererbung der Rassenmerkmale nach den Mendelschen Regeln. Mit E. Baur (Einführung in die experimentelle Vererbungs-

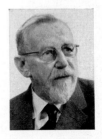

lehre) und F. Lenz zusammen hat er das bekannte Werk über die menschliche Erblehre verfaßt.

*Aufnahme:* Privatqesitz von Prof. Fischer, Freiburg/Br.
*Literatur:* Ärztl. Praxis S. 2315 (1967).

\*

**Sauerbruch,** Ferdinand (1875—1951), Professor der Chirurgie in Zürich, München und Berlin, Schüler von Mikulicz, ermöglichte durch sein Druckdifferenzverfahren in der pneumatischen Kammer die Entwicklung der Thoraxchirurgie. Außerdem erfand er eine Methode, um nach Armamputation angelegte Prothesen durch Verbindung mit Muskelstümpfen willkürlich beweglich zu machen. Er veröffentlichte neben seinen großen Handbuchbeiträgen über die „Chirurgie des Brustfells" und die „Chirurgie der Lungen"

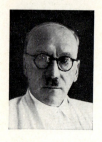

sein zweibändiges Werk „Willkürlich bewegbare künstliche Hand" und sein größtes Werk in mehreren Bänden die „Chirurgie der Brustorgane". Seine stets überfüllten Vorlesungen waren ungeheuer fesselnd; er war ein Meister der Improvisation, ein teils beliebter, teils gefürchteter Hochschullehrer, ein geschickter und schneller Operateur, der nicht nur von sich selbst, sondern auch von seinen Mitarbeitern das Letzte forderte. Als internationale Kapazität wurde er häufig von Staatsoberhäuptern und berühmten Persönlichkeiten zu Konsultationen und Operationen in die verschiedensten Länder gerufen.

*Literatur:* Selbstbiographie „Das war mein Leben" (1951); H. E. Sigerist: Große Ärzte (6. Aufl. 1970); Die berühmten Ärzte, Aulis Verlag Deubner & Co., KG.

\*

**Rollier,** August (1874—1954), Schüler von Kocher und Professor h. c. der Universität Lausanne, wandte sich der

Tuberkuloseforschung zu, insbesondere der chirurgischen Behandlung der Knochen- und Gelenktuberkulose, und schuf in Leysin eine große Heilstätte für Sonnenlichtbehandlung. Er ist einer der Pioniere der Heliotherapie in der Tuberkulosebehandlung, unter besonderer Berücksichtigung ihrer chirurgischen Formen.

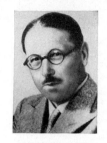

\*

**Schweitzer,** Albert (1875—1965), Theologe, Philosoph, Arzt und Musiker. War nach seiner Ausbildung in der Theologie bereits bekanntgeworden durch große theologische Werke, wie z. B. „Das Abendmahlsproblem" und „Geschichte der Leben-Jesu-Forschung" sowie durch seine musikalischen Schriften, besonders durch das Werk „Deutsche und französische Orgelbaukunst und Orgelkunst", das er als hervorragender Organist und Bachinterpret verfaßte. Nachdem er mit 31 Jahren das medizinische Studium aufgenommen und 1912 promoviert hatte, begab er sich zur Ausübung seiner humanitären Tätigkeit in die Missionsstation Lambarene am Ogowe nach Äquatorialafrika, wo er ein Negerhospital gründete. Mit Unterbrechungen während und nach den beiden Weltkriegen führte er dort den Kampf gegen Schlafkrankheit, Aussatz und andere Krankheiten. 1928 verlieh ihm die Stadt Frankfurt den Goethepreis. In einem für Europäer kaum erträglichen Klima setzte er bis zu seinem Tod die anstrengende ärztliche Tätigkeit fort, ohne dabei seine kulturphilosophischen Studien vernachlässigt zu haben.

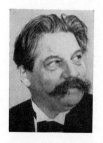

Als Leitmotiv seiner Philosophie galt ihm die Ehrfurcht vor dem Leben, die höchste Ethik war ihm die Hilfsbereitschaft. 1954 erhielt er den Friedensnobelpreis.

*Literatur:* Selbstbiographie: Aus meiner Kindheit und Jugendzeit (1924); Zwischen Wasser und Urwald: Erlebnisse und Beobachtungen eines Arztes im Urwald Äquatorialafrikas (1925); Mitteilungen aus Lambarene (1925 bis 1928); M. Werner: Albert Schweitzer und das freie Christentum (1924); O. Kraus: Albert Schweitzer, sein Werk und seine Lebensanschauungen (1926); Dtsch. med. J. (Nr. 16, 1965).

\*

**v. Bergmann,** Gustav (1878—1955), Sohn des Chirurgen Ernst v. Bergmann, Professor der inneren Medizin in Marburg, Frankfurt, Berlin und München, ist der Mitbegründer des funktionellen Denkens in der Heilkunde (funktionelle Pathologie) und lieferte wertvolle Arbeiten zur Genese des Magengeschwürs (Lehre vom neurogenen Ulkus) und zur Klinik der Leber- und Gallenerkrankungen. Er wirkte 1954 noch als kommissarischer Direktor der II. Medizinischen Universitätsklinik München.

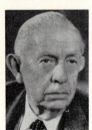

*Literatur:* Selbstbiographie, 1953. Schimert: Med. Klinik, 1955, S. 1689; Schwiegk: Klin. Wochenschrift, 1955, S. 1063; Uexküll: Nervenarzt, 1956, S. 1.

\*

**Windaus,** Adolf (1876—1959), Chemiker, Professor in Freiburg, Innsbruck und Direktor des Allgem. Chem. Universitätslaboratoriums Göttingen, befaßte sich mit der Konstitutionsaufklärung des Cholesterins. Ferner arbeitete er über Sterine, Gallensäuren, pflanzliche Herzgifte, Alkaloide und Vitamine. Ihm gelang die Darstellung und Konstitutionsaufklärung des Vitamins $D_2$ durch Ultraviolett-Bestrahlung von Ergosterin, wodurch die Grundlage

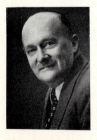

für eine therapeutische Behandlung der Rachitis gegeben war; er erhielt dafür 1928 den Nobelpreis.

*Literatur:* Dtsch. Hebammen-Zeitschr. S. 13 (1967).

*

**Abderhalden,** Emil (1877—1950), Professor für Physiologie in Berlin, Halle und Zürich, befaßte sich besonders mit der physiologischen Chemie, allgemeinen Biologie und Pathologie. Neben seinen Handbüchern über die biochemischen und biologischen Arbeitsmethoden trat er mit mehr als 1000 Veröffentlichungen über Eiweißchemie, Fermente und Hormone sowie über die Grundlagen der modernen Ernährungslehre hervor. Die nach seinem Namen benannte Reaktion wurde zunächst durch 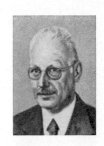 Nachweis von Fermenten zur serologischen Diagnose der Schwangerschaft, dann als Abbaureaktion überhaupt verwendet. Ferner erwarb er sich große Verdienste um die Bekämpfung des Alkoholmißbrauchs.

*Literatur:* K. Heyns: Emil A. in Pflügers Arch. Bd. 253 (1951); K. Wezlar: Schriftverzeichnis E. A. im Jahrb. der Ak. d. Wiss. u. d. Lit. (1951).

*

**Negri,** Aldechi (1879—1912) in Perugia geboren, studierte in Pavia und arbeitete als Assistent am Institut für allgemeine Pathologie unter dem Histologen Camillo Golgi. Dort habilitierte er sich 1905 für dieses Fach und wurde 1909 Professor für Bakteriologie. Verdienste erwarb er sich bei der Erforschung des Kuhpockenvirus — er wies dessen Filtrierbarkeit nach — sowie in der Parasitologie durch die Darstellung der Lebensweise der Erreger von Tierseuchen. Neben der erfolgreichen

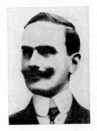

Förderung der Malariabekämpfung in Italien ist sein Name stets verbunden mit dem wichtigsten diagnostischen Merkmal der Tollwut, mit der Entdeckung der nach ihm benannten Negrischen Körperchen, die bei dieser Erkrankung als Gebilde verschiedener Größe in Ganglienzellen nachzuweisen sind. Neun Jahre seines viel zu kurzen Lebens kämpfte er gegen die Tuberkulose, die ihn 1903 befiel, bis ihn der Tod am Morgen des 19. Februars 1912 von seinem Leiden erlöste.

*Literatur:* P. Diepgen: Unvollendete (1960).

\*

**Rodenwaldt,** Ernst (1878—1965), Nestor der Deutschen Tropenmedizin, Ordinarius für Hygiene an der Universität

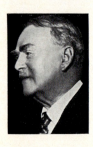

Heidelberg und Ehrenmitglied der Deutschen Tropenmedizinischen Gesellschaft. Nach seiner Ausbildung am Hamburger Tropeninstitut war er von 1909—1912 Regierungsarzt in Togo, wo er die Notwendigkeit einer umfassenden Gesundheitsfürsorge in den Tropen erkannte. Während des 1. Weltkrieges hat er als Beratender Hygieniker der Türkischen Armee die Seuchenbekämpfung (Cholera, Fleckfieber und Ruhr) in Kleinasien durchgeführt. Von 1920—1934 hat er als Inspekteur des Gesundheitsdienstes von Ostjava die Ausbildung einheimischer Ärzte und ärztlicher Hilfspersonen gefördert. Im 2. Weltkrieg war er tropenmedizinischer Berater der Heeresführung und leitete das tropenmedizinische Institut der Militärärztlichen Akademie in Berlin.

Neben dem von ihm erstmals beschriebenen und nach ihm benannten Überträger der Malaria Südostasiens, Anopheles sundaicus Rodenwaldt, begründete sich sein wissenschaftlicher Ruhm vor allem durch die von ihm veranlaßte und durchgeführte Herausgabe des dreibändigen Weltseuchenatlas der Heidelberger Akademie der Wissenschaften. Ihm wurde als universalen Forscher und Denker von der Universität Tübingen die Würde eines Ehrendoktors der Philosophie verliehen.

*Literatur:* Nachrufe: Zeitschrift für Tropenmedizin und Parasitologie, 16 (1965), Münchener med. Wschr. (1966), Ärztliche Praxis (1965).

\*

**Diepgen,** Paul (1878—1966), Gynäkologe, Professor für Geschichte der Medizin in Freiburg, Berlin und Mainz, Direktor des Instituts für Geschichte der Medizin und Naturwissenschaften in Berlin. Er hat sich besonders dem Studium der historischen Entwicklung der Heilkunde und des ärztlichen Lebens gewidmet und hat zahlreiche Forschungen auch über die Beziehungen der Medizin zur Kulturgeschichte veröffentlicht. Zu seinen Hauptwerken zählt die „Geschichte der Medizin" (1938—1954). Mit Aschoff zusammen gab er eine „Übersichtstabelle zur Geschichte der Medizin" heraus. Seit 1947 emeritiert lebte er in Mainz.

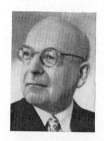

*Literatur:* Zbl. Gynäkol. Nr. 88 (1966), Med. Welt 17 N.F. (1966) Forsch. Prax. Fortb. (Med) Nr. 17 (1966).

\*

**Aschheim,** Selmar (1878—1965), Professor der Gynäkologie in Berlin und Paris. Seine Forschungen betreffen hauptsächlich die gynäkologische Histologie und die Hormonforschung. 1927 entdeckte er den Hormongehalt im Harn schwangerer Frauen und schuf zusammen mit Zondek (s. dort) die „Aschheim-Zondeksche Schwangerschaftsreaktion (A. Z. R.)". Ferner veröffentlichte er Arbeiten über Funktion und Hormon des Ovariums und über die hormonalen Beziehungen zwischen Ovarium und Hypophyse.

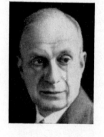

*Literatur:* Zbl. Gynäkol. Nr. 87 (1965).

**Fischer,** Hans (1881—1945), Chemiker und Professor an der Technischen Hochschule München, erhielt 1930 für seine Erforschung der Konstitution von Hämin und Chlorophyll insbesondere für die Synthese des Hämins den Nobelpreis für Chemie. 1929 hatte er die richtige Kombination zur Strukturaufklärung und Synthese des natürlichen Blutfarbstoffes gefunden. 1935 gelang ihm die Klärung der Konstitution des Chlorophylls.

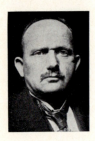

*Literatur:* H. Wieland in: Angewandte Chemie 62 (1950), Münch. med. Wschr. 105 (1963), Chemiker-Ztg. 89 (1965), Bonin: Nobelpreisträger der Chemie.

\*

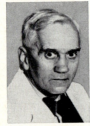

**Fleming,** Alexander, Sir (1881—1955), englischer Bakteriologe und Professor in London, fand während seiner Tätigkeit am bakteriologischen Laboratorium das Penicillin, ein Schimmelpilzerzeugnis, das mit seiner unverzüglichen Heilwirkung bei den verschiedensten Infektionen die Ära der Antibiotika in der Therapie der ansteckenden Krankheiten einleitete. Er erhielt hierfür 1945 den Nobelpreis für Medizin.

*Literatur:* Clauberg, Zum Tode des Penicillin-Entdeckers Sir Alexander Flemings, Berliner Gesundheitsblatt 1955; A. Maurois: Alexander Fleming, Arzt und Forscher, 1960; H. E. Sigerist: Große Ärzte (6. Aufl. 1970).

\*

**Weizsäcker,** Viktor, Freiherr von (1886—1957), Neurologe, Professor in Heidelberg und Breslau und seit 1945 wieder in

Heidelberg, begründete eine allgemeine anthropologische Medizin. Er gelangte von der Funktionsanalyse des Organs zur Leistungsanalyse und suchte diese vom Menschen her zu begreifen. Ausgehend von der Psychoanalyse und Tiefenpsychologie befaßte er sich eingehend mit der Psychosomatik.

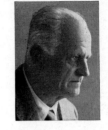

*Literatur:* V. v. W., Arzt im Irrsal der Zeit — Freundesgabe zum 70. Geb., hg. von Paul Vogel (1956).

*Aufnahme:* Photograph. Atelier M. Lesser-Knapp, Heidelberg.

\*

**Zondek,** Bernhard (1891—1966), Professor der Gynäkologie in Berlin, Jerusalem und Kairo, arbeitete besonders über die Beziehungen der Gynäkologie und Geburtshilfe zur inneren Medizin sowie über die Hormone des Ovariums und des Hypophysenvorderlappens. Aus den mit Aschheim (s. dort) gemeinsam durchgeführten Forschungen (Nachweis choriogener Gonadotropine im Schwangerenharn mit Hilfe infantiler weiblicher Mäuse) wurde die bekannte Methode zur Schwangerschaftsdiagnose entwickelt (Aschheim-Zondeksche Schwangerschaftsreaktion A.Z.R.). Er starb am 8. 11. 1966 in New York.

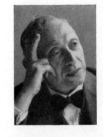

*Literatur:* Brit. Med. J. 1967/I.

\*

**Freudenberg,** Karl (1892—1966), Medizinalstatistiker und Professor an der Universität Berlin, Leitender Mathematiker der Deutschen Ärzteversicherung, widmete sich nach der Ausbildung zum Mediziner und der Promotion zum Dr. med.

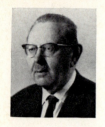
(1916) dem Studium der Statistik und Mathematik und habilitierte sich nach der Promotion zum Dr. phil. (1926) für das Fach Statistik und Mathematik (1928). 1949 wurde er auf den neu errichteten Lehrstuhl für Medizinische Statistik an der Freien Universität Berlin berufen und 1958 zum persönlichen Ordinarius ernannt. Die Probleme der Sterblichkeit und hier besonders die der Krebssterblichkeit hatten sein besonderes Interesse gefunden. In der Kombination von Mediziner und mathematischem Statistiker war er der hervorragende Forscher, Wegbereiter und Kenner und hatte damit einem jungen Fach Anerkennung und Geltung verschafft.

*Literatur:* Forschung, Prax., Fortbg. (med.) 17, Nr. 23 ond 24 (1966), Med. Welt, 17 N.F. (1966), Öff. Ges. Dienst 28 (1966).

\*

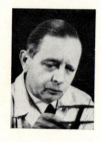
**Kretschmer,** Ernst (1888—1964), Professor der Psychiatrie und Neurologie in Marburg und Tübingen, ist besonders bekannt geworden durch seine Untersuchungen über Körperbau und Charakter. Bei der Erforschung der menschlichen Konstitution stellte er eine Typengliederung auf, die heute maßgeblich ist. Unter seinen zahlreichen Veröffentlichungen befinden sich auch solche aus den Gebieten der Psychologie und Psychotherapie.

*Literatur:* Arch. Psychiatr. 207 (1965); Nervenarzt 36 (1965).

\*

**Domagk,** Gerhard (1895—1964), Professor der Pathologie und Bakteriologie, Leiter der Abteilung für experimentelle Pathologie der Farbenfabriken Bayer AG., Elberfeld, förderte die Chemotherapie der akuten Infektionskrankheiten und besonders der Tuberkulose durch seine grundlegenden Arbeiten über die elektive Wirkung des Prontosils auf Streptokokken; ihm verdanken wir die Einführung der Sulfonamide in den Arzneischatz; hierdurch wurden der Chemotherapie neue Möglichkeiten eröffnet. Auch die Chemotherapie des Krebses wird bearbeitet. Domagk erhielt 1939 den Nobelpreis für Medizin und wurde Ritter der Friedensklasse des Pour le mérite.

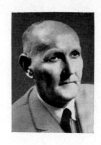

*Literatur:* Dtsch. Ärzteblatt S. 1140 (1964); Ärztl. Praxis S. 4431 (1970).

\*

**v. Verschuer,** Otmar (1896—1969), Leiter der Abteilung für menschliche Erblehre am Kaiser-Wilhelm-Institut für Anthropologie, menschliche Erblehre und Eugenik, später Professor für Humangenetik und Direktor des Universitätsinstituts für Humangenetik in Münster. Er hat sich besondere Verdienste um die Zwillingsforschung erworben. So schrieb er u. a. über „Die biologischen Grundlagen der menschlichen Mehrlingsforschung" und „Die Zwillingsforschung als Methode der Genetik von Menschen" und gab damit grundlegende Beiträge zum Konstitutionsproblem aus den Ergebnissen der Zwillingsforschung.

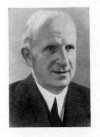

*Aufnahme:* Privatbesitz von Prof. Verschuer, Münster/Westf.

*Literatur:* Dtsch. Med. Wschr. S. 2407 (1969); Ärztl. Praxis S. 5698 (1969).

\*

**Müller,** Paul (1899—1966), Vizedirektor einer großen pharmazeutisch-chemischen Firma in Basel, entdeckte die Wirkung von DDT als Kontaktgift gegenüber Insekten, er erhielt 1948

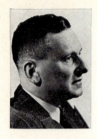
den Nobelpreis für Medizin. DDT (Dichlor-Diphenyl-Trichloraethan) ist farblos und von schwachem Geruch, es entsteht durch Kondensation von Monochlorbenzol und Chloral oder Chloralhydrat bei Gegenwart von konzentrierter Schwefelsäure. Es wird als Stäube-, Spritz- oder Nebelmittel angewandt und stellt für zahlreiche Insektenarten ein starkes Fraß- und Berührungsgift dar, das als Nervengift wirkt. Es ist von erheblicher praktischer Bedeutung für Pflanzenschutz und Hygiene, besonders in Zeiten erhöhter Seuchengefahr. Es ist Müllers Verdienst, ein Insektenbekämpfungsmittel geschaffen zu haben, das bisher als harmlos, unschädlich und ungefährlich für den Menschen galt. Nach neueren medizinischen Forschungsergebnissen gehört dieses Mittel zu den sogenannten Pestiziden, deren Anwendung gesundheitlich nicht unbedenklich ist.

*Literatur:* Gesundheitswesen und Desinfektion 5 (1966), Herrlinger: Nobelpreisträger der Medizin.

\*

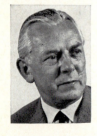
**Butenandt,** Adolf (geb. 1903), Chemiker, Professor für Physiologische Chemie und gleichzeitig Direktor des Max-Planck-Instituts für Biochemie (früher Kaiser-Wilhelm-Institut für Biochemie) in Berlin, Tübingen und ab 1956 in München, 1959 zum Präsidenten der Max-Planck-Gesellschaft zur Förderung der Wissenschaften e. V. gewählt, wurde durch seine Hormonforschungen bekannt. Ihm gelang die Isolierung und Konstitutionsaufklärung der Geschlechtshormone Östron, Progesteron und Androsteron, wofür er 1939 den

Nobelpreis erhielt. In weiteren Arbeiten beschäftigte er sich mit Gen-Wirkstoffen und Insektenhormonen.

*Aufnahme:* Foto Felicitas, München 13.

*Literatur.* Selecta S. 1406 (1968); Dtsch. Apotheker-Zeitung S. 396 (1968).

\*

**Forssmann,** Werner (geb. 1904), Chirurg, erfand 1929 das Verfahren der Herzkatheterisierung zum Feststellen von Herzkrankheiten und Herzmißbildungen. Die Brauchbarkeit dieses Verfahrens bewies er durch Selbstversuche. Erst 1956 wurde er für diesen wissenschaftlichen Forschungserfolg mit der Verleihung des Nobelpreises geehrt. Zusammen mit ihm erhielten den Nobelpreis für Medizin die beiden amerikanischen Professoren Richards jun. und Cournand, die das seinerzeit von Forssmann im Selbstversuch erprobte Verfahren aufgegriffen, seine Methodik verbesserten und die ersten weitgehenden Erkenntnisse auf Grund des Herzkatheterismus veröffentlichten. Forssmann war als gebürtiger Berliner auch längere Zeit an der chirurgischen Klinik der Charité bei Professor Sauerbruch tätig.

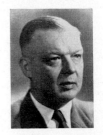

*Literatur:* Ärztl. Mitt. S. 905 (1956); Berliner Ärzte-Blatt S. 465 (1956); Dtsch. Ärztebl. S. 2636 (1969); Krankenhaus S. 79 (1972).

# Namen-Verzeichnis

Abderhalden, Emil 99
Addison, Thomas 37
Äskulap 9
Arnald von Villanova 13
Aschheim, Selmar 101
Aschoff, Ludwig 89
Auenbrugger, Leopold 27
Avicenna 11

Babinski, Joseph 79
Bang, Bernhard 69
v. Basedow, Karl 38
Bechterew, Wladimir 77
v. Behring, Emil 75
v. Bergmann, Ernst 59
v. Bergmann, Gustav 98
Bernard, Claude 42
Bichat, Xavier 33
Bier, August 82
Biermer, Anton 52
Bilharz, Theodor 51
Billroth, Theodor 57
Bircher-Benner, Maximilian-Oskar 90
Boë, de le, Franz (Sylvius) 19
Boerhaave, Hermann 23
Braun, Heinrich 85
Brehmer, Hermann 53
Butenandt, Adolf 106

Calmette, Albert 86
Charcot, Jean Martin 52
Corvisart, Jean Nicolas 29
Credé, Karl Sigismund 48
Curie, Pierre 80
Curie, Marie 89
Curschmann, Heinrich 67
Cushing, Harvey 91
Czerny, Adalbert 84

Desault, Peter 28
Diepgen, Paul 101
Döderlein, Albert 83
Domagk, Gerhard 104
Du Bois-Reymond, Emil 44
Dunant, Henry 58
Dupuytren, Guillaume 33

Eberth, Karl 59
Ehrlich, Paul 74
Eiselsberg, Anton, Freiherr v. 82
Erb, Wilhelm Heinrich 63
v. Esmarch, Friedrich 55

Feer, Emil 88
v. Fehling, Hermann 43
Fischer, Emil 72
Fischer, Eugen 95
Fischer, Hans 102

Fleming, Alexander, Sir 102
Forel, Auguste 68
Forssmann, Werner 107
Frank, Johann Peter 29
Fraenkel, Albert 69
Freud, Sigmund 77
Freudenberg, Karl 103

Gärtner, August 70
Gaffky, Georg 68
Galenus 11
Glisson, Franz 18
v. Graaf, Regner 22
v. Graefe, Albrecht 56

v. Haller, Albrecht 26
Hahnemann, Samuel 31
Harvey, William 17
Heister, Lorenz 24
Hegar, Alfred 58
v. Helmholtz, Hermann 47
Henle, Jakob 40
Heubner, Otto 65
Hippokrates 10
His, Wilhelm 84
Hodgkin, Thomas 38
Hoffmann, Friedrich 22
Holzknecht, Guido 91
Hufeland, Christoph Wilhelm 32
Hunter, John 27

Jackson, John 60
Jenner, Edward 28

Kitasato, Shibasaburo 74
Kneipp, Sebastian 48
Koch, Robert 61
Kocher, Emil Theodor 62
Konstantin von Afrika 12
Kraepelin, Emil 76

v. Krehl, Ludolf 83
Kretschmer, Ernst 104
Kruse, Walther 87
Kußmaul, Adolf 53

Laennec, René 34
Landsteiner, Karl 90
v. Langenbeck, Bernhard 41
Larrey, Dominigue Jean 32
Lasègue, Ernest 44
van Leeuwenhoek, Antony 21
Leishman, William 86
Leube, Wilhelm Olivier 65
Lexer, Erich 88
Lisfranc, Jacques 36
Lister, Joseph 56
Little, William John 42
Loeffler, Friedrich 72

Malpighi, Marcello 21
Mendel, Gregor Johann 47
Metschnikoff, Elias 67
v. Mikulicz-Radecky, Johann 73
Möbius, Paul 73
Morgagni, Giovanni Battista 24
Müller, Johannes 38
Müller, Paul 106
v. Müller, Friedrich 80

Naegele, Franz Karl 34
Naegeli, Otto 93
Negri, Aldechi 99
Neisser, Albert 78
Nocht, Bernhard 79
Nothnagel, Hermann 63

Obermeier, Otto 60

Paracelsus 15
Paré, Ambroise 16
Pasteur, Louis 53

Pawlow, Iwan Petrowitsch 70
Perthes, Georg 90
v. Pettenkofer, Max 46
Pinel, Philippe 30
v. Pirquet, Clemens 95
Prießnitz, Vincenz 35
v. Purkinje, Johannes Evangelista 35

Quincke, Heinrich 64

v. Recklinghausen, Friedrich 60
Reed, Walter 71
Rodenwaldt, Ernst 100
Röntgen, Wilhelm Conrad 66
v. Rokitansky, Karl 39
Rollier, August 96
Romberg, Moritz Heinrich 37
Ross, Sir Ronald 81

Sauerbruch, Ferdinand 96
Sauter, Johann Nepomuk 32
Schaudinn, Fritz 94
Schleich, Karl Ludwig 79
Schönlein, Johann Lukas 36
Schweitzer, Albert 97
Semmelweis, Ignaz Philipp 45

Skoda, Joseph 39
Stoeckel, Walter 92
Sudeck, Paul 88
van Swieten, Gerhard 25
Sydenham, Thomas 20

Thiersch, Carl 50
Trendelenburg, Friedrich 66

v. Verschuer, Otmar 105
Vesalius, Andreas 14
Virchow, Rudolf 49
Volhard, Franz 93

Wagner von Jauregg, Julius 77
Wassermann, August 87
Weil, Adolf 68
Weizsäcker, Viktor, Freiherr v. 102
Wenckebach, Karel Frederik 86
Werlhof, Paul Gottfried 25
Wertheim, Ernst 85
Widal, Ferdinand 84
Willstätter, Richard 94
Windaus, Adolf 98
Wöhler, Friedrich 40
Wunderlich, Carl August 43

Zondek, Bernhard 103

# Walter de Gruyter
# Berlin · New York

Otto Helfer　　Kleine Gesetzeskunde
　　　　　　　für Medizinalhilfspersonen

Krankenschwestern, Krankenpfleger,
Kinderkrankenschwestern, Krankenpflege-
helferinnen, Krankenpflegehelfer, Techn.
Assistenten in der Medizin, Pharm.-techn. Assistenten, Krankengymnasten, Masseure, Masseure und
med. Bademeister und andere medizinische
Hilfsberufe

13., überarbeitete Auflage
von Dr. Otto Helfer, leitender Medizinaldirektor,
Berlin, begründet mit Berta Kaboth, Oberin a. D.
Klein-Oktav. 108 Seiten. 1972. Kartoniert DM 8,—

Die Ausbildung und staatliche Prüfung aller
Personen, die einen Medizinalhilfsberuf z. B. in
der Krankenpflege, Krankengymnastik, Massage
oder den Beruf eines medizinisch-technischen
und pharmazeutisch-technischen Assistenten
ergreifen, erfordern Studium und einschlägige
Kenntnisse auf dem Gebiet der Gesetzes- und
Staatsbürgerkunde. Durch verhältnismäßig
kurz aufeinander folgende Neuauflagen ist es bei
der häufigen Novellierung der Gesetzeswerke
möglich, stets den neuesten Stand dieser
Entwicklung zu erfassen.

**Claire Dietrich**  Lehrbuch für Krankenpflegeschulen

3 Bände. Groß-Oktav. Gebunden

**Bd. I:** Physiologie — Pathologische Physiologie — Pharmakologie. Mit einem Geleitwort von Prof. Dr. H. Freiherr von Kress.
6., durchgesehene und verbesserte Auflage.
Mit 15 Abbildungen im Text und 22, meist farbigen Bildern auf 12 Tafeln.
XII, 226 Seiten. 1966. DM 16,—

**Bd. II:** Histologie — Anatomie — Allgemeine chirurgische Krankheitslehre — Ausgewählte Kapitel aus der speziellen Chirurgie.
4., durchgesehene und verbesserte Auflage.
Mit 116, meist mehrfarbigen Abbildungen (93 aus Waldeyer, Anatomie). XXVIII, 256 Seiten. 1966. DM 22,—

**Bd. III:** Erkrankungen des Nervensystems und Geisteskrankheiten — Erkrankungen des Auges — Erkrankungen des Ohres und des Nasen-Rachen-Raumes — Erkrankungen der weiblichen Unterleibsorgane und Geburtshilfe — Erkrankungen der Niere und der ableitenden Harnwege — Erkrankungen des Bewegungsapparates.
Unter Mitarbeit von H.-W. Boschann, Cl. Dietrich, H. Götz, H. Kaller, H. Malchin und H. Rettig.
3., neubearbeitete und erweiterte Auflage.
Mit 310, zum Teil farbige Abbildungen.
XVI, 355 Seiten. 1967. DM 28,—

# Walter de Gruyter
# Berlin · New York

**Berta Kaboth** — **Lehrbuch der Instrumentenkunde für die Operationspraxis**

7., neubearbeitete Auflage. Groß-Oktav.
Mit 93 Abbildungen, darunter 41 Operationstische.
XII, 238 Seiten. 1966. Gebunden DM 28,—
ISBN 3 11 000596 4

Jeder Chirurg kennt die große Bedeutung reibungslosen Instrumentierens für den glatten Ablauf einer Operation. Voraussetzung ist dafür die Standardisierung des für die einzelnen typischen Eingriffe benötigten Instrumentariums. Es ist daher sehr begrüßenswert, wenn die Verfasserin die Regeln der Instrumentierkunst in vorliegendem Buch schildert und versucht, das Instrumentarium für die einzelnen, immer wiederkehrenden Eingriffe zu typisieren.

Ärztliche Wochenschrift

**Else Holter** — **Instrumentenkunde in der Unfallchirurgie**

Ein Lehrbuch für Schwestern

Unter Mitarbeit von Dr. med. R. Streli.
Mit einem Geleitwort von Prim. Doz. Dr. J. Böhler. Mit 59 Abbildungen. 156 Seiten. 1962.
Gebunden DM 24,—   ISBN 3 11 000622 7

Das Buch ist derart klar und übersichtlich abgefaßt, daß alle Fragen in kürzester Zeit beantwortet werden und eigentlich bei der Operation keine Pannen vorkommen können.

# Walter de Gruyter
# Berlin · New York

**A. Waldeyer**  **Anatomie des Menschen**

Für Studierende und Ärzte,
dargestellt nach systematischen, topographischen
und praktischen Gesichtspunkten

2 Teile. Groß-Oktav. Ganzleinen.

7., unveränderte Auflage.

Teil I: Allgemeine Anatomie — Rücken —
Bauch — Becken — Bein

XX, 447 Seiten. Mit 335 Abbildungen. 1972.
Ganzleinen DM 56,—   ISBN 3 11 003978 8

Teil II: Kopf und Hals — Auge — Ohr—
Gehirn — Arm — Brust

XVI, 603 Seiten. Mit 447, zum Teil farbigen,
Abbildungen. 1972. Ganzleinen DM 62,—
ISBN 3 11 004145 6

Dieser Grundriß wird dem Studierenden,
der eine Verbindung der einzelnen Disziplinen
der Medizin zu einem Gesamtgebäude sucht,
ein willkommener Helfer sein, der ihn
voraussetzungslos von der Zelle über
komplizierte morphologische Gegebenheiten
bis zu so manchem täglichen Problem des Arztes
führt und seine Kenntnisse noch durch die
notwendigsten entwicklungsgeschichtlichen
und vergleichend-anatomischen Ergänzungen
vertieft. Die einprägsamen schematischen
Abbildungen erleichtern ihm diesen Weg.

W. Thiel, Graz, in: Klinische Medizin

# Walter de Gruyter
# Berlin · New York

| | |
|---|---|
| Ewald Gerfeldt | **Sozialhygiene, Sozialmedizin und prophylaktische Medizin**<br>Für Studierende und Ärzte sowie zum Gebrauch in der Gesundheitsfürsorge und Sozialpolitik.<br>Mit 17 Abbildungen und 39 Tabellen.<br>Groß-Oktav. VIII, 133 Seiten. 1970.<br>Plastik flexibel DM 36,— ISBN 3 11 006367 0<br>Die raschen Fortschritte von Technik und wirtschaftlicher Produktion in der Gegenwart erfordern eine vorausplanende Gesundheits- und Sozialpolitik, um das Wohlbefinden und die Leistungsfähigkeit der Menschen in der sozialen Gemeinschaft zu sichern. Die sich daraus ergebenden Aufgaben erstrecken sich auf den Einzelnen, auf zusammengehörige Gruppen und auf alle Lebensalter. |
| O. W. Haseloff<br>E. Jorswieck | **Psychologie des Lernens**<br>Methoden, Ergebnisse, Anwendungen<br>2. Auflage. Oktav. VIII, 281 Seiten. 1971.<br>Plastik flexibel DM 19,80 ISBN 3 11 003691 6<br>Diese systematische und moderne Psychologie des Lernens gibt einen Überblick über die Formen und Gesetze des Lernens. Dabei geht es nicht nur um Gedächtnis und Übung. Vielmehr werden kompetente Informationen über die Bedingungen eines Lernens vermittelt, das den Charakter der Verhaltensänderung und der Neuanpassung hat. Im einzelnen wird dargestellt, wie Lernprozesse im zu Unterrichtenden oder zu Erziehenden ausgelöst und gesteuert werden und wie sich die Speicherung von Informationen sowie die Neuorganisation des Verhaltens vollzieht. |

# Walter de Gruyter
# Berlin · New York

**W. Pschyrembel**   **Klinisches Wörterbuch**
mit klinischen Syndromen

251., durchgesehene und verbesserte Auflage.
Oktav. XVI, 1348 Seiten. Mit 2274 Abbildungen
im Text. 1972. Gebunden DM 36,—
ISBN 3 11 003657 6

Dieses altbewährte klinische Nachschlagewerk
entstand unter Mitarbeit einer Gruppe erfahrener
Fachärzte und gibt in gedrängter, aber
erschöpfender Form Auskunft über Etymologie —
Diagnostik — Differentialdiagnose und Prognose
aller wichtigen Krankheitszustände und informiert
über die neueste Entwicklung der gesamten
Medizin und ihre Grenzgebiete sowie über die
klinischen Untersuchungs- und Arbeitsmethoden,
besonders was deren praktischen Aussagewert
angeht.

**Curt Hunnius**   **Pharmazeutisches Wörterbuch**

4., völlig neu bearbeitete Auflage. Oktav.
Mit 15 Tabellen und 140 Abbildungen.
XII, 857 Seiten. 1966. Ganzleinen DM 46,—
ISBN 3 11 003519 7

Das „Pharmazeutische Wörterbuch" müßte
nicht nur jeder Apotheker und Chemiker,
sondern auch jeder Arzt besitzen, da es eine Fülle
von Anregungen bietet und das enthält, was die
medizinischen Wörterbücher nicht bringen und
vielleicht auch nicht bringen können.

Medizin heute